※ 한평생 온 가족 건강을 위하여

알콜 중독증 예방과 치료법

현대건강연구회 편

太乙出版社

□ 책 머리에

우리의 음주문화도 이제 바뀌어야 한다

외국인이 바라본 우리나라는 어떤 의미에서는 '술 권하는 사회'라고도 하였지만 긴장과 중압감 속에서 하루의 일과를 끝내고 퇴근길에 동료들과 함께 마시는 약간의 술은 심신의 피로를 풀어 주고 인간적인 유대를 강화시켜 준다는 측면에서 윤활유의 역할을 하고 있다고 해도 과언이 아닐 것이다.

아울러 적당량의 술은 혈액 속에 흡입되어 신체에 이로운, HDL이라는 고밀도 리포단백질의 함량을 증가시키면서 반대로 신체에 해로운 LDL이라는 저밀도 리포단백질의 함량을 감소시켜서 성인병 중에서도 심장병이나 동맥경화증을 예방하는데 도움을 주는 것으로 밝혀지기도 했다

이렇게 적당량의 술을 마시게 되면 정서적, 의학적인 측면 모두에서 예상 외의 효능을 보이기도 한다는 음주의 '적당량'이란 것은 도대체 어느 정도를 말하는 것일까?

S대학 의대 ㅅ교수에 의하면 개인차가 다소 있지만 맥주의 경우엔 반 병 정도, 소주의 경우엔 한두 잔 정도가 적량이라고 하고 있다. 물론 이 양은 마셔서 신체적, 정신적 기능이 저하되거나 하지 않을 경우를 가리키므로 '적당한 양'을 산정하는데 참고로 삼기 위한 자료일 뿐이다.

어쨌든 적량을 초과해서 마시는 술은 개인의 정서면이나 가정생활, 더 나아가서 사회생활에까지 결격사유를 안겨 주게 하는 심각한 해악이 될 수밖에 없는데, 최근 한 보고에 의하면 매일 소주를 반 병 이상 마시는 사람은 알콜의 영향으로 인하여 그렇지 않은 사람보다 우울증을 앓게 될 확률이 훨씬 높아진다는 것이다.

따라서 지나친 음주는 자신의 자아(自我)를 마취시켜서 심각한 정신적, 신체적 장애를 안게 하는 것이라고 생각할 수 있다. 그렇다면 적량의 술로 만족하지 못하고 신체적, 정신적 손상을 감수하고서라도 과음을 하게 되는 이유는 무엇인가?

그것을 알기 위해서는 만성 알콜섭취자, 즉 알콜 의존증자가 되어 가는 근본적 심리 요인과 환경이 무엇인지를 알아 봐야 할 것이다.

아울러 요즘, 확산일로에 있는 여성의 음주문화(외국에선 습관적으로 술을 마시는 주부를 가리켜 kitchen drinker라고 한다)와 문제점, 만성적으로 술에 빠져 있는 부모(특히 아버지쪽)가 아이들에게 미치는 영향 등에 대해서도 한번쯤은 깊이 있게 생각해 봐야 할 것이다.

이 책에서는 위에서 제기한 당면 문제들을 실제 체험자들의 사례와 함께 중점적으로 연구하여 설명하였는 바, 술을 마시지 않을 수 없는 시대를 살아 가는 다수의 사람들이 자신의 건강을 지키고 가정의 행복을 유지하는 한편 사회적으로도 건전한 음주문화가 정착되도록 하는데 이 책이 많은 도움이 되기를 바란다.

편저자 씀.

알콜중독증 예방과 치료법

차 례

□ 책 머리에/ 우리의 음주문화도 이제 바뀌어야 한다 ……………… 7

제1장 / 알콜중독증이란 어떤 것인가?

• 알콜의존증은 일반적으로 말하는 알콜중독증과 같은 병인가 ……………… 16

• 폭음만 하지 않으면 죽지는 않는다고 매일밤 과음한다면 알콜의존증이 될 수 있다 ……………… 19

□ 술자리에서 영안실로 실려 간 H씨의 이야기 ……………… 21

□ 스스로 진단하는 알콜중독증 ……………… 23

• 거절을 못하는 성격으로, 교제상 매일 술을 마시는 사람도 알콜의존증에 걸릴 수 있다 ……………… 27

• 자신의 선조(先祖)들이 술로 인해 단명(短命)했다면 특별히 주의를 해야 한다 ……………… 32

□ 부모가 술을 많이 마셨던 사람은 남들보다 각별한 주의를 해야 한다 ……………… 32

□ 알콜의존증은 부부 모두에게 나타난다 ……………… 34

• 10대부터 계속 술을 마셔 온 경우, 알콜의존증에 빠질 확률이 크다 ……38
• 직업상 매일 술을 마셔야 하는 사람도 알콜의존증에 빠질 수 있다 ……41
• 평소엔 다정한 남편이지만 술에 취하게 되면 폭력을 휘두른다 ……44
• 상실 체험으로 인해 알콜의존증에 빠지는 경우 ……49
• 술을 마시지 않으면 잠들 수 없는 경우도 알콜 의존증이 될 위험이 있다 ……54
• 저녁무렵이 되면 손이 떨리고 초조해지는데 술을 마시면 진정되는 경우는 알콜중독의 우려가 있다 ……57
• 간경변(肝硬變)으로 음주에 대한 주의를 받았어도 교제상의 이유를 들어 마시는 경우, 알콜의존증의 우려가 있다 ……60

제2장 / 어떻게 술을 끊게 할 것인가?

• 주위의 사람중에 술로 몸을 망치고 있는 사람이 있다면 어디의 누구와 상담해야 할까 ……64
• 주사(酒邪)가 있는 남편의 일로 병원에 가야 한다면 남편과 함께 가야 하는가 ……66
• 술 버릇이 나쁜 경우, 과연 입원시켜야 하는가 ……69
• 알콜의존증 치료를 위해서는 부득이하게 일을 하지 못할 수 있다. 과연 옳은 일인가 ……72

- 만취(滿醉)해서 현관 앞에서 잠들어 버리는 남편은 어떻게 해야 좋은가 75
- 이혼한다고 해도 여전히 술을 끊지 못하는 경우, 어떻게 해야 하는가 80
- 마음만 먹으면 끊을 수 있다고 하는 말은 진짜 거짓말, 믿어서는 안 된다 83
- 겨우 술을 끊었다고 생각하는 순간, 다시 또 마시는 경우에 전망은 없는가 86
- 취해서 큰 소리로 떠들어대는 남편 때문에 이웃들과 멀어질까봐 고민하는 경우의 대책 89
- 취한 남편의 폭력이 무서워서 또 술을 사다 주게 된다. 경찰을 불러야 하나 94

□ 최초의 폭력을 허용해서는 안 된다 97

- 남편에게 술을 끊어야 한다고 말을 하려면 언제가 적당할까 100

□ 본인 자신을 '문제'에 직면시켜 금주(禁酒)로 이끌기 위한 3가지 중요한 말 101

- 남편이 금주(禁酒) 모임이나 병원에 상담하러 가는 것을 꺼리는 경우, 어떻게 해야 하는가 105
- 금주(禁酒) 치료를 하게 되면 정말로 알콜의존증은 치료되는가 108
- 금주 치료를 위해 병원에 입원하면 갇히게 된다는데 사실인가 111
- 술을 끊게 되면 나타나는 금단(禁斷)증상은

어떻게 나타나고 치료하는가 ……… 116
□ 퇴약증후군의 경과 ……… 119
□ 퇴약증상도 물론이지만 '영양장애로 인한 뇌증상'에 대한 대처가 더욱 중요 ……… 120
• 술을 끊으려고 병원에 가려 해도 회사에 알려질까봐 망설이는 경우, 어떻게 하나 ……… 123

제3장 / 어떻게 금주(禁酒)를 계속하는가?

• 1개월 가량, 술을 끊겠다고 치료를 다니던 남편이 이제 가지 않으려고 한다 ……… 128
• 남편이 금주를 위한 병원 치료에 나가기를 꺼리는 경우, 부인은 어떤 입장을 취해야 하는가 ……… 131
• 항주제(抗酒劑)를 복용하는 경우, 부작용은 없을까 ……… 136
• 항주제(抗酒劑)는 평생 복용해야 하는가 ……… 139
• 항주제를 습관적으로 복용할까봐 걱정인 경우, 과연 그럴까 ……… 142
• 술을 끊은 후 불면증이 계속된다면 어떻게 해야 하나 ……… 145
• 술을 끊고 있는데 기분이 가라앉는다면 우울증에 빠지게 되는 것은 아닐까 ……… 150
• 술을 끊고 나서 늘 시무룩해 있는 남편, 괜찮을까 ……… 153
• 이중인격을 극복하지 않으면 알콜 의존증은 정말로 치료된 것이 아니다 ……… 156
□ 알콜의존증자는 '말짱한 정신으로는 질식한 것처럼 느끼는 사람' ……… 156

□ 말짱한 상태가 계속되면 '드라이 드렁크'로 …………………… 159
□ 이중인격이라는 점을 감안한 치료부터 시작 ………………… 161
□ 완전한 회복까지는 10년 정도가 걸린다 ……………………… 164
● 술을 끊은 지 2년이 되어 간다면 신년회나 망년회 때에 한 잔 정도 마시는 것은 괜찮지 않을까 ………… 166
● 알콜의존증자는 정말로 일찍 사망하게 되는가 …… 168

제4장 / 부모의 음주가 아이들에게 미치는 영향

● 알콜의존증자들의 자식 중에서 정말로 문제아가 많이 생길까 ……………………………………………… 174
● 소아천식(小兒喘息)은 알콜의존증에 빠진 아버지의 영향 때문인가 ……………………………………………… 179
● 아버지의 알콜의존증을 어머니의 탓으로 생각하는 딸, 과연 옳은 생각인가 ………………………………… 183
● 부친이 알콜의존증인 경우, 그 딸의 배우자도 그런 타입일 확률이 크다 ……………………………… 186
● 알콜의존증자인 남편과 자신의 일을 자녀들에게 알리는 것은 좋지 않다 ………………………………… 191
● 남편이 알콜의존증자라는 사실을 아이들에게 알릴 때는 어떤 방법이 좋은가 ………………………… 196
● 알콜의존증자의 가정에서 자란 얌전하고 착한 아이가 오히려 문제가 될 수 있다 ……………………… 199

제5장 / 여성의 알콜의존증

- 여성쪽이 체질적으로 알콜의존증에 걸리기 쉬운가……… 206
  - □ 여성은 원래 알콜에 약하다?……………………………… 206
  - □ '쓸쓸해서 마신다'는 것은 위험! ……………………… 207
- 임신중의 음주는 태아에게 해를 끼친다……………… 211
- 거식증(拒食症)이나 과식증(過食症)에 걸린 여성은 알콜의존증으로 발전할 가능성이 있다 ……………… 214
  - □ 자연스럽게 어른이 될 수 없는 아이가 거식 · 과식 · 알콜 의존으로 도피한다 ……………………………………… 214
  - □ 날씬하지 않으면 미인이 아니라는 획일적인 미의식이 범인! …… 218

부 록 / 알콜의존증자 자조그룹

- AA, 알콜의존증자 자조그룹이란 ………………………224
  - □ 자조그룹 기능 유지를 위한 12가지의 기본 원칙 …………224
  - □ AA의 알콜의존증으로부터의 회복 12단계……………………226

제 1 장

알콜중독증이란 어떤 것인가?

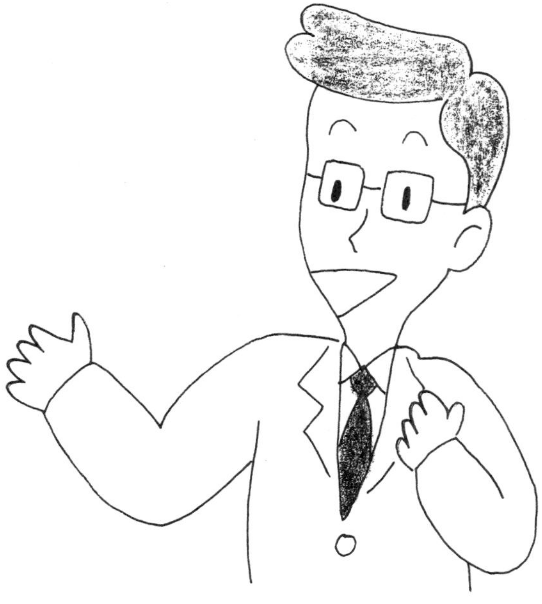

알콜 의존증은 일반적으로 말하는 알콜 중독증과 같은 병인가

우선 두 가지 용어를 사전적인 의미로 알아보기로 한다. 알콜 중독이란 '술을 많이 마셔서 생기는 알콜성분에 의한 중독'이라고 하였으며 알콜 의존이란 '세계 보건기구의 제의에 따라 알콜 중독을 고쳐 부르는 이름'이라고 명시되어 있다.

따라서 사전적인 뜻으로는 이제 같은 것으로 혼용되고 있다. 그러나 신경 의학적인 뜻으로는 엄밀하게 구분하여 사용해야 할 것으로 여겨지는데 그러한 까닭은 두 가지 말의 차이를 생각하는데 있어서는 '의지'라는 말이 주된 포인트가 되기 때문이다.

그렇다면 먼저 알콜 중독증에 관해 알아 보기로 한다. 이것은 말 그대로 알콜로 인해 일어나는 중독(中毒)이다. 중독이란 몸에 독물이 섭취되어 뭔가 바람직하지 않은 영향을 받은 '결과'이기 때문에 알콜 중독이란 알콜과 몸이 반응을 일으킨 결과를 말한다.

예컨대 공업용 메틸알콜이라는 것이 있는데 이런 것이 신체

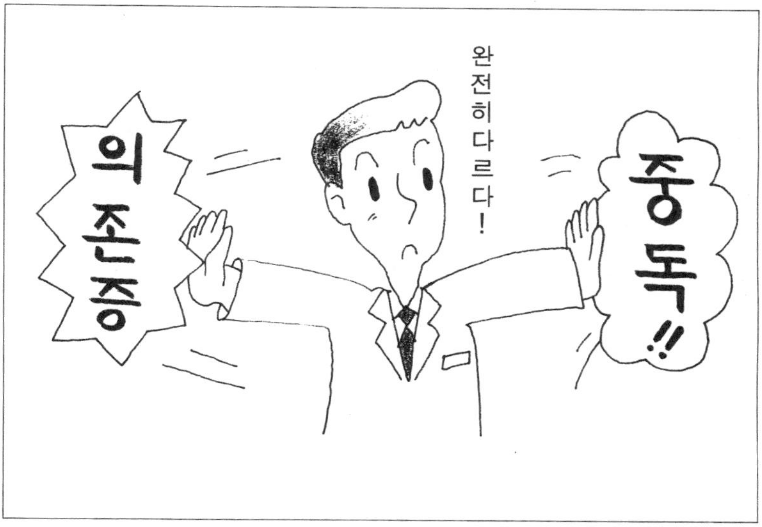

에 들어 왔을 때 몸은 어떻게 될까.

이 경우는 진짜로 중독의 문제이다. 그리고 음료용 에탄올* 이라도 예컨대 주장투시(注腸透視)*라는 검사때에 잘못해서 에탄올을 넣어 버렸다는 사건이 있었다. 그렇게 하면 취해 버리게 된다. 이것은 자신의 의지로 입으로 마신 것은 아니고 몸이 우연히 알콜과 접촉하게 된 것이지만 결과는 역시 중독(中毒)이 된다.

이렇게 해서 스스로 마실 의지가 있든 없든 알콜을 몸속에 넣으면 여러 가지 영향이 나타난다. 그런 영향 중에서 가장 두드러지는 것이 해방감이나 만족감 혹은 지성이 둔해지게 된다는 '취기(醉氣)'이다. 알콜의 급성중독이라는 것은 이 취기임에 틀림없다.

그리고 취기가 어느 단계까지 가면 생명의 위험을 수반하는 것 같은 호흡마비가 일어난다. 호흡마비에 이르기 전에도 몸의 여러 가지 운동을 순간적으로 판단하는 사고력이 나빠지거나 움직임이 둔해지거나 한다. 이런 것은 모두 급성 알콜 중독이다.

이것을 계속해서 반복하면 만성적으로 간장장애나 췌장장애 혹은 뇌 위축을 일으키거나 하게 된다. 이것이 만성 알콜 중독이다.

어쨌든 중독은 의지의 문제와 관계없이 몸이 알콜과 만난 결과인 것이다. 한편 '알콜 의존증'의 경우엔 의지의 문제가 개입한다. 알콜을 마셨을 때, 거나한 기분이 되는 '취한 기분'이라는 결과가 필요해서 자신의 판단으로 반복하여 알콜을 마시게 되는 '상태'를 말한다. 즉 알콜 의존증이라는 것은 알콜을 마시는 버릇(음주습관)을 말한다.

이 버릇은 반드시 병이라고는 할 수 없다. 그러나 이 버릇으로 인해 심신에 걸치는 장애가 일어나게 되면 '알콜 의존증'이라고 해서 '증'이라는 글자를 붙이게 되는데 이 버릇은 분명히 '병적인 버릇', 즉 일종의 병이라고 생각되어지는 것이다.

＊ 에탄올

에틸 알콜이라고도 한다. 음료 알콜의 주성분으로 예컨대 '45도의 위스키'란 이 에탄올이 전체량을 100%로 했을 때에 45% 포함되어 있는 위스키를 말한다. 음료 외에 살균, 소독, 연료, 화학약품의 원료 등에 널리 이용되고 있다.

＊ 주장투시(注腸透視)

관장(灌腸)을 하는 방법이다. 항문으로 조영제(바륨)와 공기를 주입해서 대장, S상결장, 직장을 조사하는 X-Ray 검사, 대장암, 궤양성대장염, 대장폴립 등의 진단에 위력을 발휘한다.

폭음만 하지 않으면 죽지는 않는다고 매일밤 과음한다면 알콜 의존증이 될 수 있다

음주방법으로 알콜 의존증인지 어떤지를 생각하는 기준의 하나로써 먼저 어느 정도 마시느냐 하는 양의 문제가 있다.

일본의 경우 알콜 의존증인지, 아닌지에 관한 정확한 통계가 있어서 참고로 활용하기로 한다.

일본인의 경우 1주일의 음주량을 합계해서 그것을 7로 나누어 그 '평균'이 일본 정종술(청주)로 환산했을 때, 3홉(1홉은 1백80cc)을 넘는 사람은 갑자기 심신의 장애가 늘어나는 사실이 확인되고 있다고 한다.

3홉 이하로 마시는 사람에 비해 내과에 가는 횟수도 많고 정신과의의 진찰을 받거나 하는 기회도 많다. 따라서 일본의 경우 음주량의 한계라는 것을 대개 1일 2홉 이하라고 생각한다는 것이다.

일본은 연회가 많은 나라다. 그런 경우 과음하는 사람이 많을 수밖에 없게 되며 하룻밤에 '정종 2홉' 정도 마셨다는 사람들도 대개는 평균 3홉 정도는 마시고 있다고 한다.

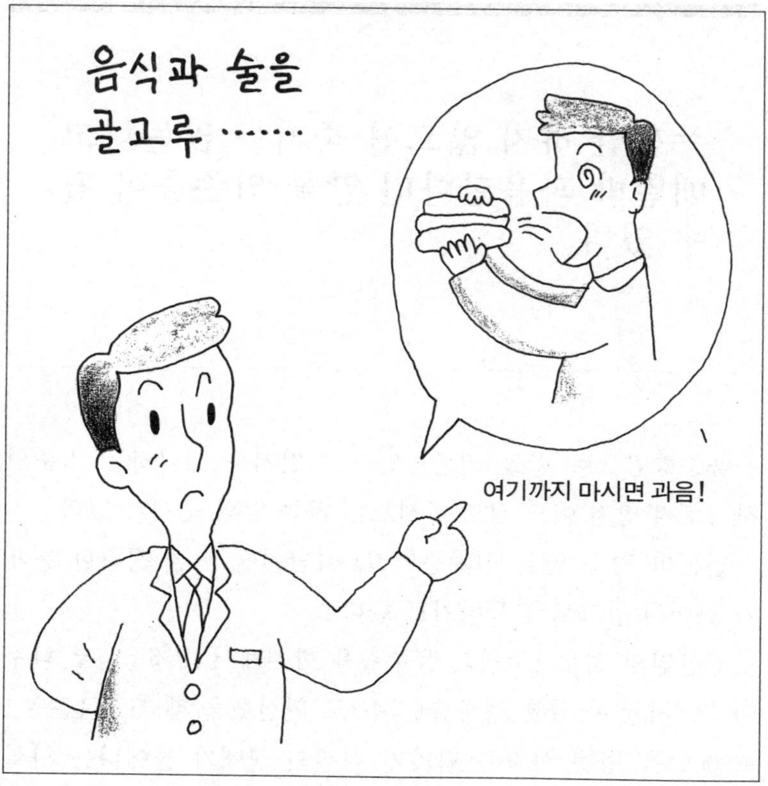

이 경우 일본 정종(일반적으로 알콜도수 16% 정도)으로 1홉은 맥주라면 큰 병으로 1병, 위스키 더블이라면 1잔 반 정도라는 것이 대강의 환산기준이 된다.

이것을 1단위로 생각해서 3단위 이하가 안심할 수 있는 적정량이라는 것이다.

평균을 내는 것은 사람에 따라서 음주법이 상당히 다르기 때문에 어려운 일이다. 매일 마시는 사람도 있지만 아주 가끔씩만 마시는 사람도 있다.

그리고 마시는 양의 문제와 별도로 마시는 이유와 유형도 문제이다. 예컨대 '심리적으로 궁지에 몰리거나 했을 때에 혼자서도 자주 마신다'고 하는 사람은 기본적으로 위험하다. 즉 심리적인 갈등을 술로 해소하다는 버릇을 갖고 있는 사람이다.

이런 사람은 주량이 위에서 설명한 3단위 이하이고 가끔씩 마신다고 하더라도 알콜 의존증이 되기 쉽다고 말할 수 있다.

특히 30세 안팎으로 젊고 건강하다면 알콜의 흡수 · 대사(代謝)* 가 활발하기 때문에 밤에 과음하더라도 다음날 아침까지는 회복되어 있다고 생각할 수 있다.

그러나 체력이 쇠약해지면 회복에 시간이 걸리게 되고 몸 자체가 예전처럼 마실 수 없게 되어 있다. 그러나 마시는 술의 양은 줄어드는 것이 아니며 몸은 여전히 적정량 이상의 양을 요구하게 되므로 그 요구대로 마시고 있으면 여러 가지 문제가 일어나는 것은 분명하다.

이러한 변화를 인식하지 못하는 것과 함께 '자신은 술에 강하다'고 생각하는 믿음은 매우 위험하다. 이렇게 생각하는 사람도 알콜의존증이 되기 쉽다고 말할 수 있다.

□ 술자리에서 영안실로 실려간 H씨의 이야기

위의 자료는 일본의 통계에 의한 보고서이다. 그렇다면 우리나라의 경우는 어떻게 되는 것일까?

우선 실화(實話)를 바탕으로 하여 예를 들어 보기로 한다.

94년 11월, 동료들과 술자리에서 거나하게 마시고 있던 H씨

(당시 54세)는 평소 타고난 체력을 바탕으로 그날도 분위기를 주도하고 있었다. 그런데 갑자기 의식을 잃고 쓰러졌고 놀란 동료들이 연락하여 급히 도착한 응급차에 실려가던 도중, 사망하게 되었다. 간질환에 대한 주의를 들었지만 그 정도의 경고는 무시하였던 것이다.

우리의 몸에 들어 온 알콜의 90% 이상을 처리, 분해하는 기관은 바로 간(肝)이며 그 간장이 감당할 수 없을 정도로 폭음을 하게 되면 알콜의 혈중농도가 상승하게 된다고 하는데 H씨의 경우엔 0.4%라는 치사량(알콜의 혈중농도)에 다다라 사망까지 이른 것이라고 한다.

보통 우리들의 간(肝)이 1시간에 분해할 수 있는 알콜량은 소주로 환산했을 때 60cc 정도로 3시간 동안 1백 80cc라면 간에 큰 부담을 안 주고 마실 수 있는 적정량이라고 할 수 있다.

그런데 중요한 것은 간장의 알콜대사율, 즉 약물처리 능력은 나이에 따라 다르고 개인의 알콜을 분해하는 효소의 양에 따라 다르므로 약간씩의 차이는 있게 마련이라는 점이다. 그러는 한편 결정적인 문제는 인간의 간(肝)은 해독능력에 한계가 있다는 점이다. 간의 기능이 저하되는 50대에 알콜로 인한 간세포의 염증이나 간경변 등이 발생하는 것도 바로 그런 까닭이다.

K의대의 S교수에 따르면 소주 60cc를 5년 이상 매일 마시면 간장에 중성지방이 축적되는 지방간이 된다고 하는데 이런 사람들이 간혹 폭음을 하면 알콜성 간염으로 진행될 가능성이 크다는 것이다.

특히 소주를 하루에 1백cc 정도, 10년 이상 매일 마실 때는 알콜성 간경변의 우려도 적지 않다고 한다.

이런 위험을 안고 있는 술이지만 사회생활을 하면서 안 마실 수 없는 사람들이 많이 있다. 그런 사람들의 경우 술을 어떻게 마시면 최대한 건강에 이로울 것인가?

우선은 공복(空腹)시의 술 마시기를 피해야 한다고 충고하고 있다. 혈중 알콜농도가 급상승하는 것을 막기 위해서는 필요불가결한 실천사항이라고 하겠다.

또 한 가지는 술의 빠른 흡수를 방지하기 위해서 하다못해 우유나 치즈라도 먹은 후, 음주를 하는 것이 좋다고 한다. 그 때 음주법으로 피해야 할 것은 한번에 들이키는 행위이다. 그런 음주습관이 있는 사람일수록 급성 알콜중독을 야기할 위험성이 크다고 한다.

□ 스스로 진단하는 알콜중독증

그렇다면 얼마 정도의 양을 마시면 위험한 수준일까? 이것은 개인차가 있지만 평균적인 지수로 환산했을 때, 어느 정도는 짐작할 수 있다.

특히 Y의대 가정의학과 S교수의 연구에 따르면 '전날 술을 먹고 기억 장애가 나타나면 알콜중독의 전조현상으로 볼 수 있다'고 하였다.

또한 장수를 위해서라도 50세가 넘어가면 음주량을 감소하도록 하되, 적어도 일주일에 이틀, 일년에 2~3주씩, 2회 정도로 간(肝)을 쉴 수 있도록 단주(斷酒)하는 기간이 필요하다고 하였다. 그것은 이틀 정도 술을 마시지 않아야 간이 24시간~36시간 정도 쉴 수 있어 효과적이기 때문이라고.

아울러 주량(酒量)은 맥주는 큰병으로 1병, 청주는 1백80cc, 위스키 더블 1잔, 와인은 2잔을 단위로 하여 1주일에 10배를 넘지 않아야 간(肝)을 보호할 수 있다고 한다.

• 음주 방법 개선 진단표

① 매일 소주 반병이상 마신다.
② 음주시 안주를 거의 안먹는다.
③ 취기가 들때까지 단숨에 마신다.
④ 독한 술을 스트레이트로 마신다.
⑤ 술자리가 2~3차로 이어진다.
⑥ 술을 마시며 날을 새기도 한다.
⑦ 술때문에 이런저런 약을 먹는다.
⑧ 취하면 흡연량이 늘어난다.
⑨ 술을 안마시면 잠이 안온다.
⑩ 간을 쉬게하는 날이 전혀 없다.

- 10~9개 해당되면 알콜중독.
- 8~5개면 알콜중독 가능성.
- 4~3개면 음주방법을 개선해야 함.

그럼, 지금 자신은 어느 정도로 알콜에 빠져 있는지, 체크해 둘 필요가 있을 것이다. 따라서 여기에 제시된 〈음주방법 개선

• WHO 알콜 의존도 자가 진단표(1995년)

문 제	채점항목
① 술을 자주 마시는가?	0점 · 전혀 안 마신다. 1점 · 한달에 1번 정도. 2점 · 한달에 2~4번. 3점 · 일주일에 2~3번. 4점 · 일주일에 4번 이상.
② 한번 마실 때 어느 정도? (한잔 ; 알콜 12g을 포함하는 술의 양. 캔맥주 1개 정도)	0점 · 1~2잔. 1점 · 3~4잔. 2점 · 5~6잔. 3점 · 7~9잔. 4점 · 10잔 이상.
③ 6잔 이상 마실 때가 잦은가? ④ 폭음하는 횟수는? ⑤ 꼭 해야 될 일을 술 때문에 못한 경우는(지난 1년간 몇번 있었나)? ⑥ 폭음 후 다음날 컨디션조절을 위해 해장술을 했던 경우는(지난 1년간) 몇번 있었나? ⑦ 음주를 후회한 적이(지난 1년간) 몇번 있었나? ⑧ 음주 다음날 간밤의 일을 기억하지 못한 적은(지난 1년간 몇번 있었나)?	0점 · 없다. 1점 · 한달 한번 이하. 2점 · 한달 한번 정도. 3점 · 일주일에 한번. 4점 · 거의 매일.
⑨ 음주 때문에 신체를 다친 적이 있거나 남을 때린 적이 있는가?	0점 · 없었다. 1점 · 있다. 그러나 지난 1년 사이에는 없었다. 3점 · 지난 1년 사이에 있었다.
⑩ 주위 사람이나 의사가 술마시는 것을 걱정하거나 술을 끊도록 권유한 사실이 있는가?	0점 · 없다. 1점 · 있다. 그러나 지난 1년 사이에는 없었다. 3점 · 지난 1년 사이에 있었다.

* 각 항목별로 더한 자신의 총점이 8점 이상이면 알콜의존증 환자로 간주된다.

진단표〉와 〈알콜의존도 자가진단표〉를 참고로 자신의 현재 상황을 점검하고 앞으로의 실천대책도 나름대로 준비할 수 있을 것이다.

특히 〈알콜 의존도 자가 진단표〉는 지난 95년, 세계보건기구(WHO)에서 제정한 검사법(AUDIT)으로써 판정방법은 10개의 각 항목별로 자신에게 해당되는 답 앞의 점수를 더해서 총점이 8점 이상인 경우에 알콜의존증 환자로 간주된다.

자신의 처지와 가장 가까운 답을 고른 후에 점수를 산출하게 되는데 이와 같은 판정법에 대해서 우리나라 학계에서는 여러가지로 논란이 있었다.

그러나 일단 알콜의존증환자로 나온다면 조심하는 것이 바람직할 것이다.

---

* 알콜의 흡수와 대사

입으로 들어온 알콜이 식도를 통해서 위(胃)로 들어가면 여기에서 약 25%가 흡수되고 나머지는 장에서 모두 흡수된다. 흡수된 알콜의 90% 이상은 간장에서 분해되어 취기의 원인이 되는 아세트알데히드가 된다.

그러나 그 후 해독되어 최종적으로는 탄산가스와 물이 되어 우리가 토하는 숨이나 소변의 형태로 배출된다. 술을 마신 후 호흡을 할 때 나는 냄새나 소변이 냄새나는 것은 그런 이유 때문이다.

거절을 못하는 성격으로, 교제상 매일 술을 마시는 사람도 알콜 의존증에 걸릴 수 있다

'싫은 일을 싫다고 말할 수 없는' 성격의 사람이란 자기표현을 못한 채로 매일 생활하고 있는 사람이다. 이런 사람은 결단을 남에게 맡김으로써 상대에게 의존하는 생활을 하고 있는 사람이기도 하다. 이런 사람은 알콜 의존증에 빠지기 쉽다.

그럼 어떤 사람이 '노'를 말할 수 없는 사람이 되는가? 우선은 자신에게 긍정적인 감정을 가질 수 없고 자책하는 경향이 강한 사람, 자신의 의지를 명확히 하면 다른 사람이 싫어해서 소외당한다고 믿고 있는 사람 등이다. 이런 사람들은 다른 사람들에게 버림받을까봐 노심초사하며 늘 불안해 하는 사람들이다.

'버림받을까봐 걱정하는 불안'이 강하면 자신의 마음 속의 분노나 자기주장을 애써 감추고 항상 싱글벙글하면서 조심스럽게 타인과 접하게 되므로 평소의 생활이 매우 괴롭고 녹초가 되기 쉬워진다.

또한 타인에게 의존한다는 것은 타인이 해주는 일에 큰 기

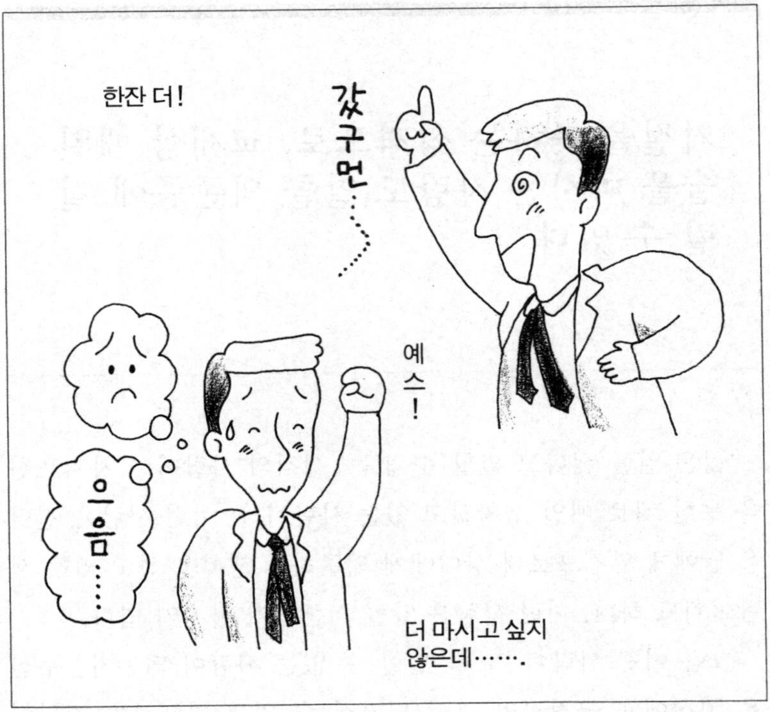

대를 갖는다는 뜻이기도 하므로 기대에 어긋나게 되면 불만이나 분노도 생기기 쉽다. 그리고 발산되지 못한 불만이나 분노가 쌓이고 쌓여서 결국 '원한'이라는 감정으로 변해 간다.

분노는 말하자면 '방귀'와 같은 것으로 일종의 생리현상이기 때문에 이것이 발생하는 것은 오히려 자연스런 일이다. 성인으로서의 적절한 발산 방법을 취하면 된다. 그러나 원한이 되면 문제가 된다.

왜 문제가 되느냐 하면 분노는 상대의 공감이나 이해를 요구하기 위한 감정이지만 원한은 상대의 파괴를 요구하는 마음

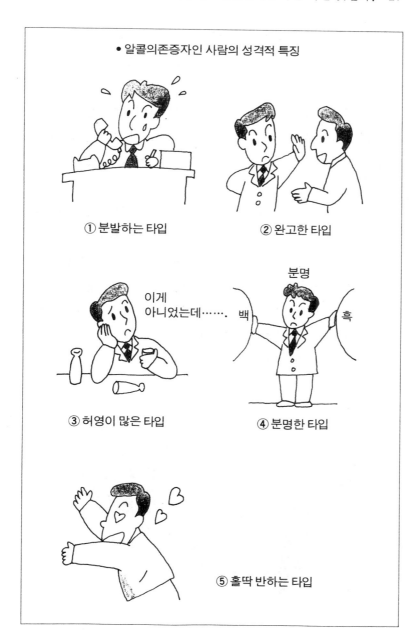

• 알콜의존증자인 사람의 성격적 특징

① 분발하는 타입

② 완고한 타입

③ 허영이 많은 타입

④ 분명한 타입

⑤ 홀딱 반하는 타입

의 병리현상이다. 따라서 원한의 감정이 나타나기 쉬운 사람은 사람과의 관계에 장애가 생기기 쉽고 그 때문에 항상 고독하다.

알콜의존증이라는 것은 이렇게 해서 타인과의 관계가 끊어져서 고독해진 사람이 '취한 자신이라는 타인'을 자신 속에 만들어내 그 변형된 자신을 친구로 삼는다는 미묘한 심리적 메카니즘 속에서 생겨나는 것이다.

알기 쉽게 표현하자면 그동안 사귀어 온 친구들이나 대인관계상 알고 지내 온 사람들과 의절한 후 드디어는 마지막으로 가장 사랑하는 아내와 아이, 부모와도 감정의 유대를 끊어 버린 자리에 그러한 인간관계를 대신하여 술을 놓아 둔다는 것이다. 이렇게 하다 보면 주위가 온통 술병투성이가 되어 버린다. 이 상태가 알콜의존증이라는 것이다.

물론 이런 사람들에게 있어서 알콜만이 문제가 되는 것은

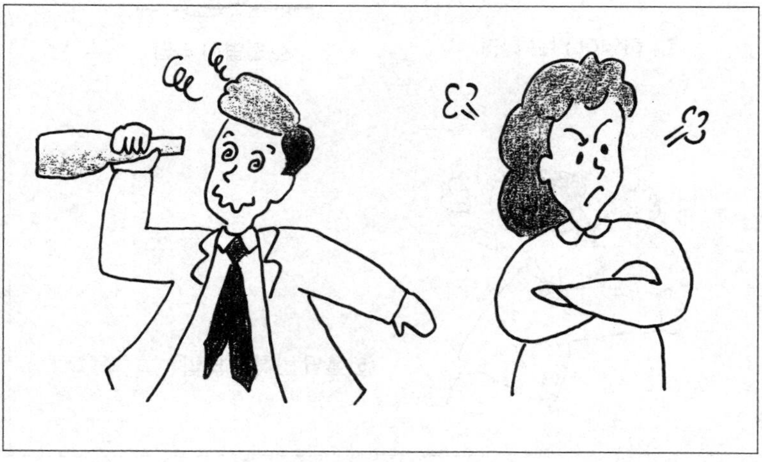

아니다. 요컨대 마실 수 없는 사람은 알콜 이외의 것으로 발산해야 하므로 약물이나 도박, 섹스 등으로 치닫는 사람도 있을 테고 잇달아 쇼핑을 하는 '쇼핑중독증'에 걸린 사람도 있다.

젊은 사람들 중에는 '스피드광'도 많을 테고 이것이 여성이라면 '살빼기 소망'과 합쳐져서 '거식증'이나 반동으로서의 '과식증'* 등의 형태를 취하는 경우도 있다.

이상에 든 것 같은 일련의 행동장애를 정신과쪽에서는 보통 '기호벽 행동'이라고 한다. 알콜의존증은 이런 기호벽 행동 중에서 비교적 많은 것의 하나에 불과하다.

타인과의 관계가 끊어지고 자신 속의 취한 자신과만 관계를 갖는 것을 '1 · 5인 관계'라고 하기도 한다. 이 1 · 5인 관계가 기호벽 행동의 원인이기 때문에 여기에서 빠져 나오기 위해서는 자신과 타인과의 관계를 회복하는 수밖에 없다.

먼저 자신과 자신과의 관계 즉 1 · 5인 관계를 수정해야 한다. 바꿔 말하자면 '자신을 용서하고 사랑할 수 있게 되는 것'이다.

다음으로 주위 사람이나 친구들에게 너무 냉담한 자세를 취하지 않으면서 인간적인 신뢰의 감정을 조금씩 다져 나가야 할 것이다.

---

* 과식증(過食症)

단시간 사이에 믿을 수 없을 만큼 대량의 음식을 먹는 일종의 식사장애이다. 소위 '홧김식사'의 병적인 징후와 같다고 하겠다. 많은 환자는 식사 직후에 의도적으로 토한다. '먹고 토하는' 행위의 반복으로 하루의 생활은 음식의 확보와 구토로 처음과 끝을 맺게 된다.

자신의 선조(先祖)들이 술로 인해 단명(短命)했다면 특별히 주의를 해야 한다

□ 부모가 술을 많이 마셨던 사람은 남들보다 각별한 주의를 해야 한다

알콜의존증에 관해서 요 10년 정도 사이에 매우 확실해진 사실이 한 가지 있다. 그것은 바로 음주의 유전성에 관한 문제이다.

특히 덴마크와 스웨덴에서 매우 설득력이 있는 연구 데이타가 발표된 적도 있어서 지금은 알콜의존증의 가족성이나 유전성을 의심하는 전문가는 한 사람도 없다고 해도 좋을 정도이다.

여기에서 왜 덴마크와 스웨덴을 들었느냐 하면 두 나라 모두 데이타가 매우 잘 정리, 보관되어 있기 때문에 부모와 자식간의 관계에 관한 연구라는 것이 가능하다. 더구나 알콜의존증에 대해서는 강제치료가 이루어지고 있으며 그것도 모두 의료기록으로 등록되어 있다.

따라서 부친이나 모친에게 알콜의존증이 있는데 그 부모로부터 태어난 아이가 양자로 간 경우에 그 양부모는 알콜의존증이 아니라면 그 아이의 성격은 어떻게 될까? 혹은 반대로 친부모에게 알콜의존증은 없지만 양부모가 알콜의존증인 경우는 어떻게 될까? 하는 추적조사를 할 수 있다.

이것은 알콜의존증에 대한 유전과 환경의 관계를 아는데 있어서 매우 중요한 연구이다.

위의 두 가지 경우 중에서 어떤 쪽이 알콜의존증이 나타나기 쉬우냐 하는 점에 대해서는 우선 1970년대 초에 미국의 의사였던 구드윈이라는 사람이 덴마크에서 실시한 연구에서 그 관계의 유의성을 분명히 하고 있다.*

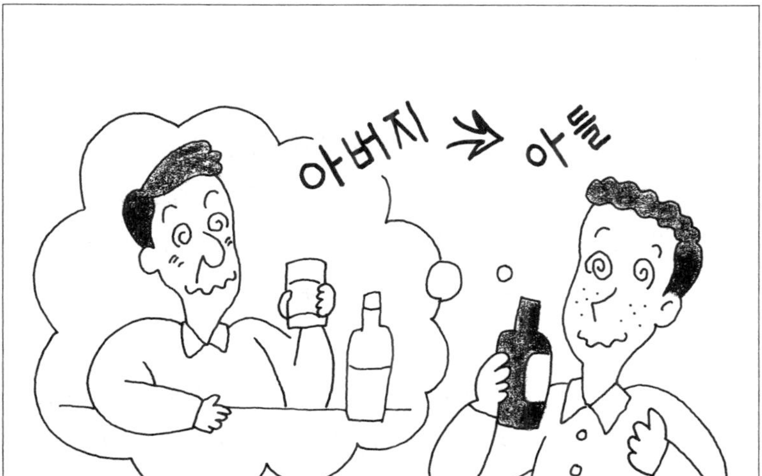

그 후 같은 연구로 더욱 대대적인 데이타가 스웨덴에서 발표되므로써 마침내 이 사실이 실증되었다. 그리고 현재는 알콜의존증의 유전 방법에는 2가지의 타입이 있다고 여겨지고 있다.

그 하나는 주로 남자의 부모로부터 아들쪽으로 유전되는 유전적인 요인이다. 이 경우는 대개 10대라는 이른 시기부터 알콜문제가 시작되고 경과도 빨라 매우 치료가 어려운 것이 특징이다.

다만 이 유전에서는 딸쪽은 그런 유전 환경에 있어도 심리적인 증상 외에는 알콜문제를 일으키지 않는다. 요컨대 저기가 아프다, 여기가 아프다며 의사를 찾아 다니는 것 같은 그런 상태가 되기 쉬울 뿐 알콜과 관련된 문제가 나타나지 않는다는 사실이 알려졌다.

또 하나의 타입으로는 최초의 유전보다 증상이 가볍지만 남녀 모두에게 증상이 일어난다. 이 경우 증상이 가볍다는 것은 연령적으로 늦게 시작된다는 얘기다. 30대, 40대를 지나고 나서 조금씩 알콜문제가 나타난다. 따라서 사회적인 손상도 적고 예를 들어 샐러리맨의 경우라면 일단 일은 평상시대로 할 수 있는 상태이다.

어쨌든 자신의 부모세대에 알콜의존증이 있었던 사람이 그렇지 않은 사람보다 훨씬 알콜의존증이 될 확률이 높다고 알려져 있는 것이다.

□ 알콜의존증은 부부 모두에게 나타난다

위에서 얘기한 것은 혈연관계에 의해 증상이 일어난다는 경우인데 가족성이라는 점에서는 한 가지 간과되기 쉬운 것이 있으나 이것은 사실 중요한 요건이다.

'환경적인 유전방법' 즉 부모의 부부 관계같은 것이 아이에게 학습되어 나타난다는 문제이다.

예를 들어 알콜의존적인 사람의 부인의 부친(즉 장인)을 조사해 보면 부친에게 알콜의존증이 상당히 많은 사실을 알 수 있다. 물론 알콜의존적인 본인의 부친의 경우도 대강 2명에 1명 정도의 비율로 알콜의존증이나 그 정도는 아니더라도 알콜문제가 있거나 가끔 폭주가로 불렸다거나 마시면 난폭해졌다든가 모친이 그 일로 울었다든가 하는 그런 문제를 갖고 있다. 그런데 부인의 부친의 경우도 그 비율이 의외로 높아 대개 4명에 1명 정도가 된다고 한다.

본인의 경우는 혈연으로 설명할 수 있다. 그런데 부인의 경우는 '부모의 부부관계가 딸에게 전해져서 배우자 선택 때에 알콜의존증이 되기 쉬운 사람을 골라 결혼했다'고 밖에 설명할 방법이 없다.

좀 허약하고 분명하게 의사를 표시 할 수 없을 것 같은 남성과 결혼해서 자신이 상대를 컨트롤해 버린다. 즉 보통 같으면 남편이 할 일까지 부인이 전부 해버린다거나 가정의 주도권을 부인이 쥐고 있다. 이런 부부관계를 10년이나 20년 하고 있는 사이에 이윽고 남편이 점점 술에 빠져 들게 된다.

이런 경우 자칫 알콜을 마시는 남편만이 나쁜 사람이 되기 쉽고 남편이 술을 끊게 되면 모든 문제가 해결될 것으로 생각

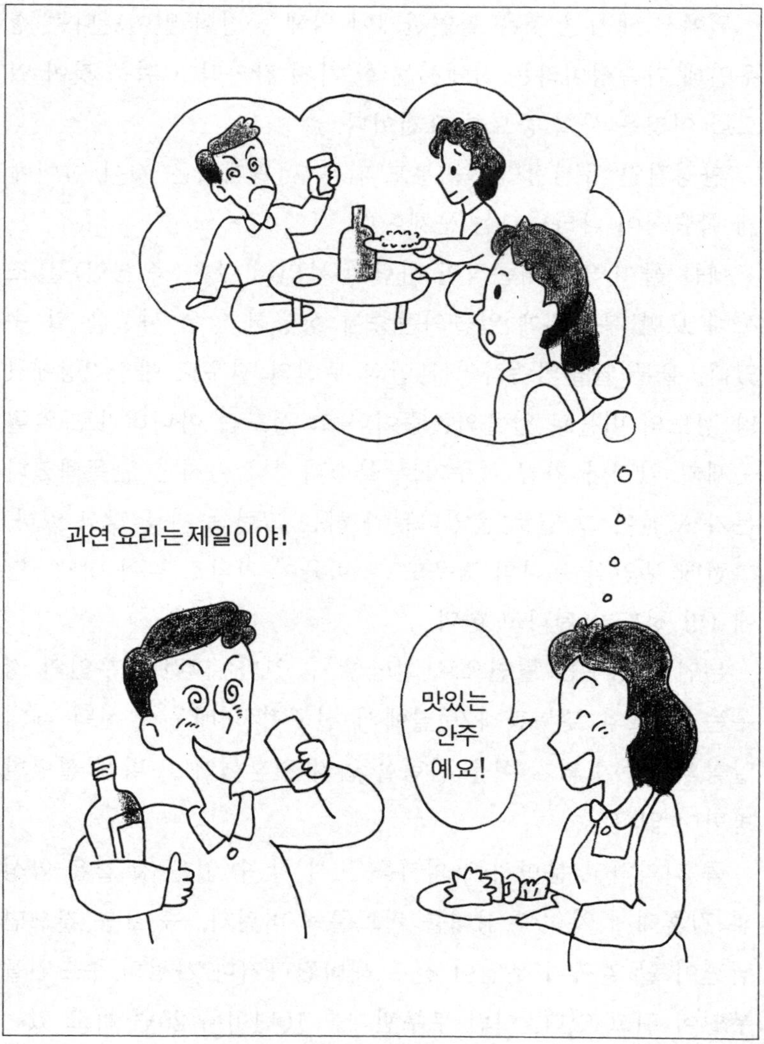

하는 경향이 있는 것 같다. 그러나 사실은 오히려 부인쪽이 그런 생활을 만들어 버렸다고 해도 과언은 아니다.

왜냐하면 그런 남편을 두고 살아가는 여성도 알콜의존적인 남편과 마찬가지로 혼자서 살아 갈 수 없는 성격이다. 따라서 항상 애완동물과 같이 돌봐 줄 상대가 필요하고 뭔가 돌봐주지 않으면 불안해서 어쩔 수 없다는 상태가 되는데 이것 자체가 병이다. 요컨대 '마시지 않는 알콜의존증'이다.

따라서 알콜의존적인 가계(家系)라든가 유전된다는 사실도 중요하지만 그것 못지 않게 가족관계도 중요하다는 사실을 이 기회에 제대로 인식해둘 필요가 있다.

어떤 배우자를 선택해서 어떤 가정을 꾸미고 또 어떻게 자녀를 키우느냐 하는 문제는 부모로부터 아이에게, 아이로부터 또 그 아이에게, 대대로 이어져 나가는 것으로 그런 맥락을 생각한다면 알콜의존적인 가정 또한 계속 재생산된다고 생각할 수 있기 때문이다.

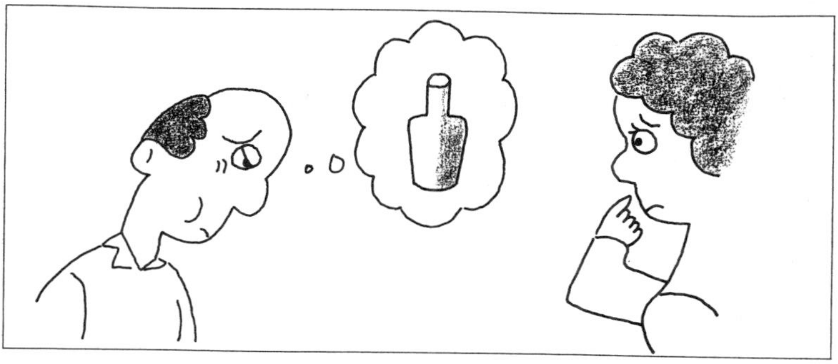

＊ 알콜의존증의 유전성

구드윈의 조사에서는 알콜문제의 발생율은 친부모가 알콜 의존증일 때가 18%, 양부모가 알콜의존증인 경우가 5%로 나타나서 환경 요인보다도 유전적 요인의 영향이 강한 것을 시사하고 있다.

10대부터 계속 술을 마셔온 경우, 알콜의존증에 빠질 확률이 크다

전체적으로 말해서 젊을 때부터 술에 익숙해져 있는 사람에게는 주위에 반드시 술을 필요로 하는 사람이 있어서 거기에서 마시는 습관을 학습했다는 경우가 상당히 많다.

주위에서 흔히 듣는 얘기로 예를 들어 부친이 알콜의존적인 성격이었다는 경우가 많다. 아버지는 하루가 멀다 하고 취해서 폭언을 했고 때로는 어머니에게 폭력을 휘둘렀으며 그렇기 때문에 일년내내 부부싸움은 끊이지 않았다 한다.

이런 가정환경 속에서 자란 아이는 '아버지와 같이 되지 말아야지'라고 생각하면서도 실제로는 부모의 불안정한 관계 속에서 느꼈던 불안이나 긴장감을 해소하는 수단으로써 연령적으로 빠른 시기부터 술로 빠져 들게 될 가능성이 높다.

최근에는 남자고교생들의 음주는 공공연한 비밀이 되었으며 나아가서 대학교에 다니는 남·녀 학생들의 음주 또한 과히 적지 않게 증가하고 있는 추세에 있지만 그런 청소년들이 전부 '알콜의존증 예비군'은 아니라고 생각한다.

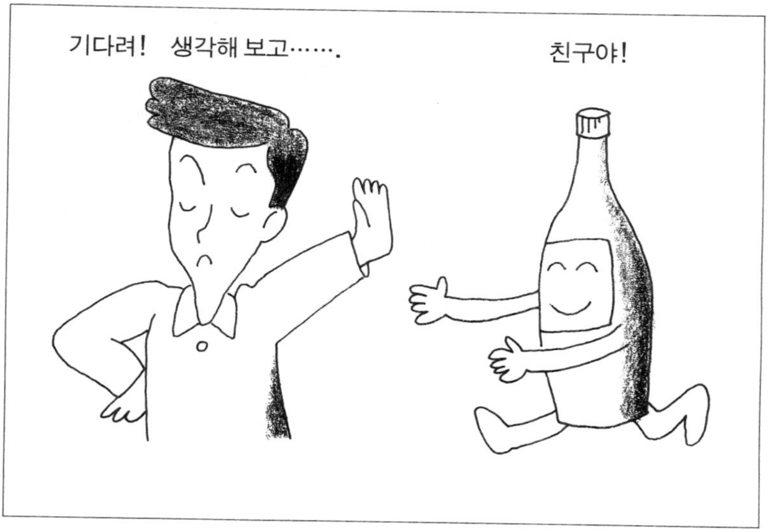

10대나 20대 초반에 일어나는 음주문제의 대부분은 교통사고나 부상으로 인한 상처 등으로 기성세대의 알콜의존증과는 상당히 양상이 다르기 때문이다.

그러나 거기에 그런 행동을 일으키고 그런 습관을 조성하는 인간관계가 주변에서 도사리고 있다고 한다면 이것은 훨씬 지속적인 현상이 되기 때문에 매우 무섭다. 그런 경우라면 우선은 알콜의존증을 걱정해야 할 것이다.

어쨌든 10대나 20대 초반에 벌써 '습관성 음주벽'이 있다는 사실은 예후로써 매우 위험한 요소가 된다.

그러나 어엿한 성인이 술을 마시는 경우, 어떻게 마시는가 하는 문제는 그 사람의 자율적인 의사에 맡길 수밖에 없으며 솔직히 거기까지 다 돌볼 수는 없다. 다만 심신에 장애를 가져올 가능성이 있다는 사실에 대해서 주지시키는 측면에서 주위 사람들의 충고와 조언은 유효할 것이다.

그 다음으로 음주의 여부를 신중하게 선택하도록 주위의 배려가 있어야 할 것이며 본인의 성숙한 각성도 뒤따라야 하겠다.

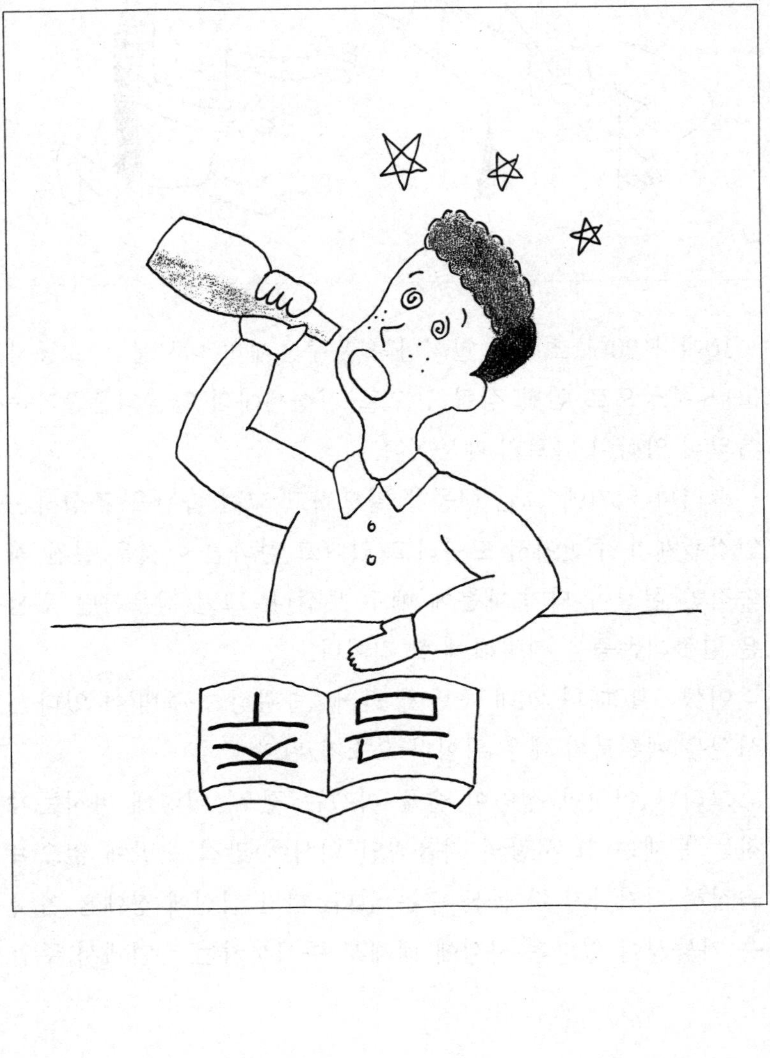

직업상 매일 술을 마셔야 하는 사람도 알콜의존증에 빠질 수 있다

옛날부터 바텐더, 조리사, 호스테스, 음식업자는 항상 알콜과 접촉하고 있는 직업이라고 여겨져 왔고 알콜로 인한 문제의 발생율도 적지 않게 높은 편이라고 한다.

그렇지만 이런 일을 하고 있다고 해서 반드시 알콜의존증이 되는 것은 물론 아니다. 직장에서 자신의 일을 중요시 여기고 있는 사람은 적어도 거기에서는 마시지 않기 때문이다.

다만 오랜 단골손님과 환담이 있을 때는 도저히 마시지 않을 수 없다는 사람은 많이 있다. 그 때문에 그런 사람들이 알콜에 관한 치료를 받은 후에는 사회복귀 때에 직업을 180° 바꿔 버린다는 경우도 '물장사'쪽에서는 실제로 많아지고 있다.

따라서 항상 술을 접하고 있다는 점 외에 업무상의 일들을 술을 통해 진행시키고 있는 사람도 알콜의존증의 위험인자라는 사실은 알아 두는 편이 좋을 것이다.

아울러 운송업에 종사하고 있는 사람들도 위험하다는 사실을 부언하고자 한다.

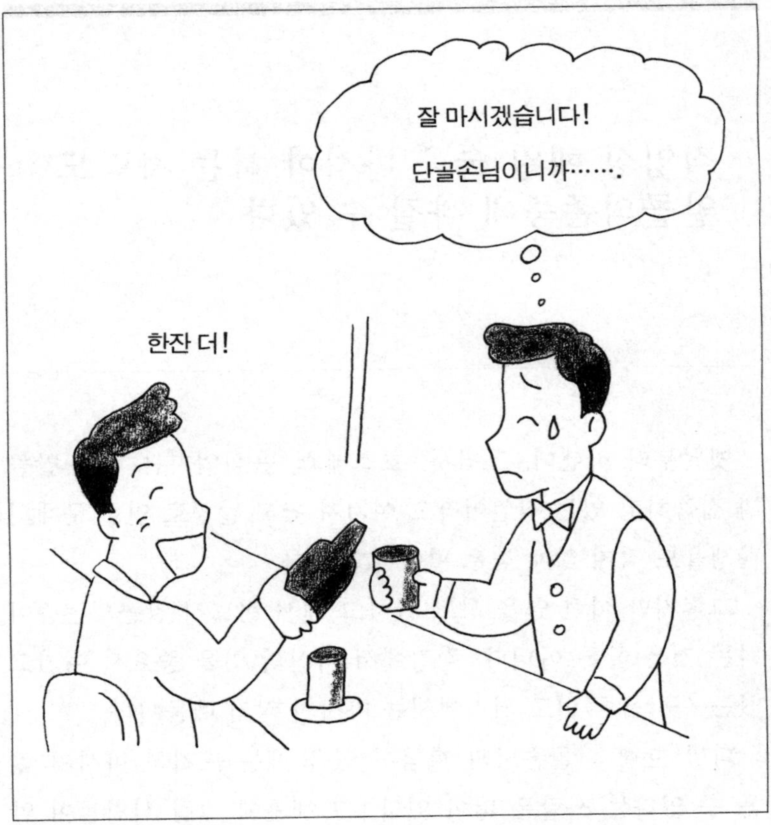

택시 운전사나 장거리 트럭 운전사의 경우이다. 이런 사람들에게는 야간 근무가 있기 때문에 수면의 리듬이 불규칙해지기 쉬워 수면제 대신에 한 잔하고 자게 된다는 경우가 많다.

더구나 근무중일 때는 위험에 대한 긴장상태가 상당히 오래 계속되기 때문에 정신적으로나 육체적으로 지치게 된다.

특히 장거리를 이동하는 트럭을 타면 오랜 시간 단주를 해야 하므로 지치게 된다. 철야 작업이나 자기 전에 술을 단숨에 들이켜서 긴장감으로부터 벗어나려는 습관이 붙어서 위험성은 한층 높아진다.

고도의 긴장감이 요구된다는 의미에서는 의사나 교사 혹은 성직자처럼 사람 사이를 1대 1로 맞서는 직업도 위험한 직업 중에 포함된다고 생각할 수 있다.

일에서 떠난 후의 자기해방, 즉 자신의 정신상태의 스위치를 변환하거나 하는데 있어서 약이라든가 알콜이라는 것은 매우 편리하기 때문이다.

실제로 미국의 AA*클럽에는 의사, 교사를 위한 회합의 시간이 있는 것으로 알려졌는데 그런 것으로 미루어 보았을 때도 실제로 그런 직업의 알콜의존증자는 많을 것이다.

이런 직종에 해당하는 사람은 직업적으로 알콜에 의존할 확률이 높아서 알콜의존증에 빠질 위험이 높다는 사실을 알아 두면 좋을 것 같다.

---

* AA

알콜 중독 환자 갱생회(Alchoholics Anonymous)의 약자. 알콜 중독자나 의존증자끼리 단체를 이루어 자신들의 병적인 증상을 치료하고 정상적인 생활을 유지할 수 있도록 자력 갱생을 실천하고 있다.

1935년 미국에서 시작된 활동으로 현재는 110개국에 120만명의 회원을 갖고 있다.

평소엔 다정한 남편이지만 술에 취하게 되면 폭력을 휘두른다

'술버릇이 나쁘다'는 얘기를 듣는 사람에게는 정신적으로 완전히 성숙해 있지 않다는 기본적인 문제가 있다. 즉 다른 사람에게 의지하거나 하는 경향이 강하기 때문에 대인관계가 원활하지 않은 것이 원인이 되어 술버릇이 나빠지고 있는 것이다.

따라서 결론부터 말하자면 술을 마시는 행위 자체만을 백안시한다면 문제는 조금도 해결하지 못한다. 다른 사람에게 의지하지 않고 자신의 몸과 마음을 스스로 정확히 관리할 수 있다는 '인격적인 독립'을 어떻게든 배워 나가지 않는 한 나쁜 술버릇은 고치기 힘든 것이다.

알콜의존증에 대해서는 아무래도 이 부분의 오해가 가장 많은 것 같다. 모두가 술에 취한 상태만을 문제로 삼아서 술을 끊느냐 아니냐 하는 얘기만 되풀이하기 때문에 문제의 해결점은 더욱 찾기 힘들어진다. 오히려 평소엔 다정한 성격이라는 것이 문제가 된다.

아마도 말짱한 때의 남편은 부정적으로 말할 수 없기 때문에 부인에게 있어서나 또 회사 상사에게 있어서도 '자신이 하는 말은 잘 들어 주고, 사교성도 좋고, 일을 부탁하면 어떻게든 한다고 맡아 주고, 술만 마시지 않으면 정말로 좋은 사람'으로 인식되어 있을 것이다.

그래서 기어올라 아내가 멋대로 행동하게 되면 남편은 술을 마셨을 때에 자신의 본심을 되갚아 주는 것이다. 그런 경우 심

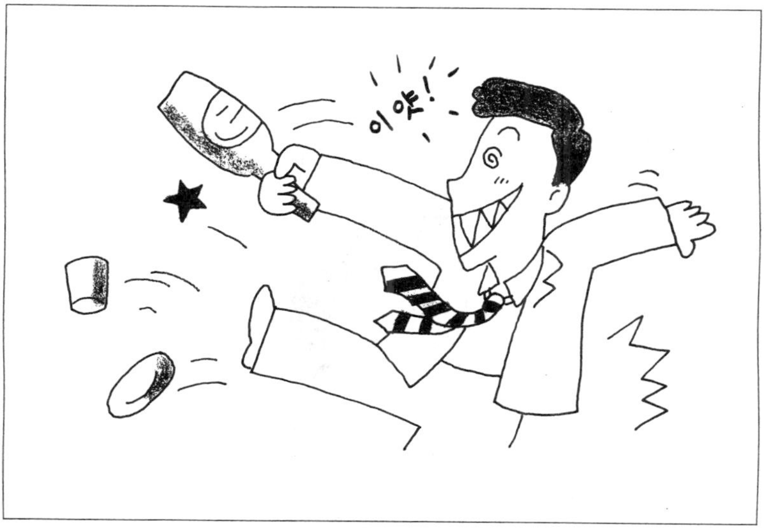

면 술을 마시고 자신의 상사에게도 행패를 부리기도 한다. 그러면 주사(酒邪)라고 한다. 마치 술만이 나쁜 듯이 말하지만 술은 결국 물질에 불과한 것이고 문제는 그 물질의 사용 방법에 있다.

그런 사람들은 평상시의 인간관계에서 겪게 되는 불만이나 분노, 삶의 고통이나 허무함 등을 제대로 드러내지 못한 채 지

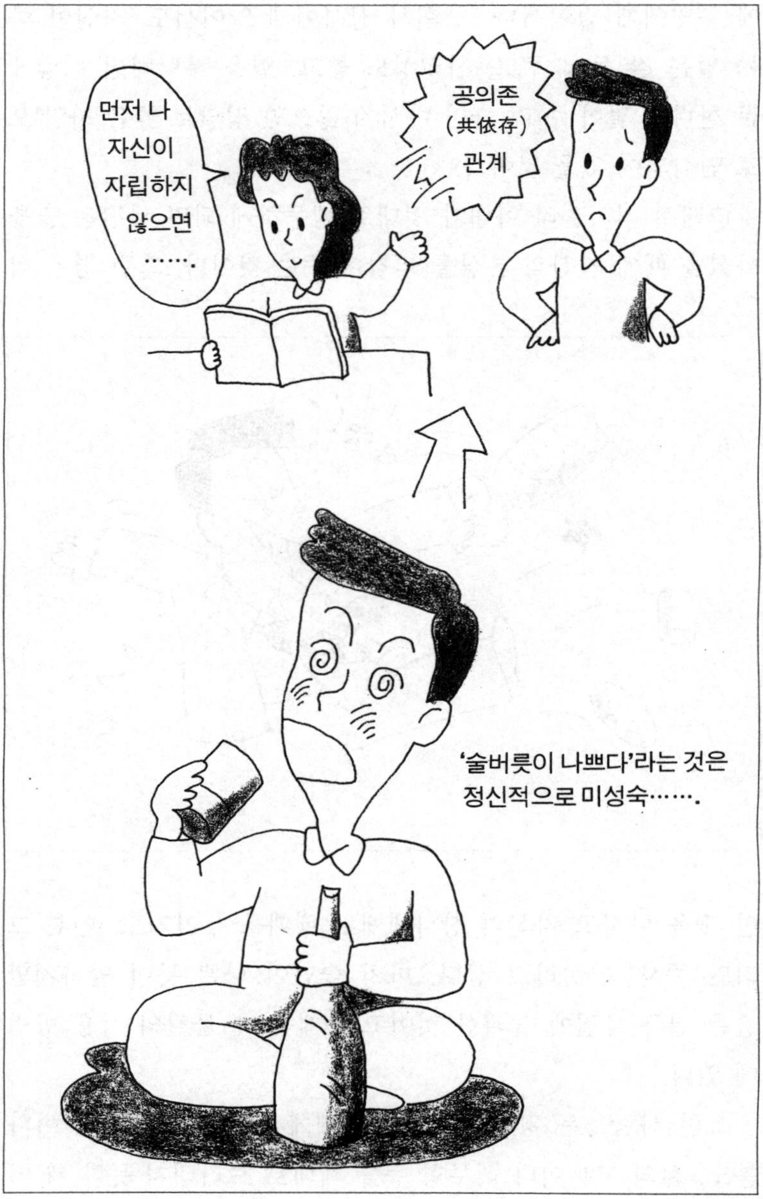
먼저 나 자신이 자립하지 않으면 …….
공의존 (共依存) 관계
'술버릇이 나쁘다'라는 것은 정신적으로 미성숙…….

내다가 술을 마셔서 이성의 억제작용이 느슨해진 틈에 발산시키게 되는 심리적 메카니즘을 갖고 있는 것이다. 그러므로 평소의 자신의 감정과 음주 후의 감정을 균형적으로 유지하기 위한 훈련이 필요하게 된다.

흔히 '남편은 술만 안 마시면 좋은 사람이다'고 말하는 부인이 있는데 취해서 폭언을 할 때의 남편 역시 그 사람의 참모습이다. 즉 말짱한 때에는 지나치게 '좋은 사람'이라는 점이 오히려 그를 취하게 만들고 있다.

이런 사람에게 필요한 것은 말짱한 자신 그대로, 분노의 표현이나 자기주장을 할 수 있는 사람이 되는 것이다. 그러기 위해서는 어른다운 자기 본연의 모습 그대로를 내보이는 훈련을 하는 수밖에 없다.

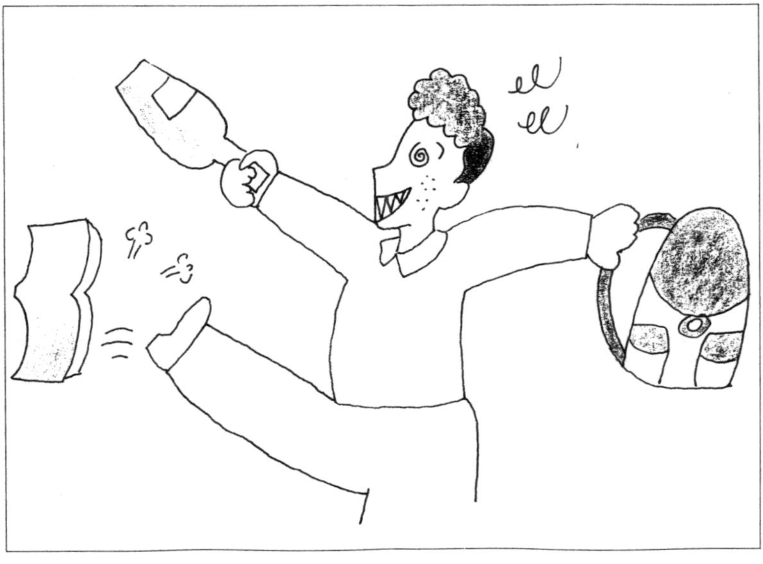

그렇다면 이런 사람들과 함께 사는 부인들은 어떻게 행동해야 할까?

반복하지만 알콜에 의존해 나가는 성격을 갖는 사람은 원래 남에게 의존하는 경향이 강한 사람이다. 따라서 '남편은 계속 마시고 아내는 그 마시고 있는 남편을 보살핀다'고 하는 관계를 계속하는 한 남편에게 있어서 부인은 '보살피는 사람'이라는 매우 편리한 존재의 대상이 된다.

이렇게 무비판적인 보살피는 사람이 옆에 있는 동안은 알콜 의존증은 개선되지 않는다. 따라서 부인이 그런 보살피는 역할에서 완전히 물러나 있는 것이 선결 조건이다. 그런데 부인은 깨닫지 못하고 있을지도 모르지만 남편에게 '취하는 것'이 필요하듯이 부인에게는 '보살피는 것'이 불가결해져 버리고 있는 경우도 많다.

이렇게 누군가 보살피지 않으면 불안해져 버리는 여성이 의외로 많다. 이런 것은 오히려 '여성 자신의 병'이라고 생각할 수 있다. 즉 '공의존증(共依存症)'이라는 병에 자신도 모르게 침윤되어 있는 것이다.

*** 공의존증(共依存症)**

'의존할 필요가 있는 사람'과 '보살피는 사람'과의 사이의 2인 관계를 공의존증이라고 한다. 공의존증 관계에서는 의존하는 것 자체가 보살피는 사람에게 만족을 주기 때문에 관계가 언제까지나 계속되기 쉽다. 이런 관계에서 생기는 사회적, 대인관계적인 장애가 '공의존증'이다. 알콜의존증인 남편과 그 아내, 가정내 문제아와 그 어머니, 음식장애에 빠진 딸과 그 어머니 등의 관계에서 이런 공의존증을 볼 수 있다.

상실(喪失) 체험으로 인해 알콜의존증에 빠지는 경우

술이라는 것은 자신에게 있어서 중요한 것을 잃었을 때 그 비애의 감정을 달래는데 매우 좋다. 따라서 세계의 어디에서나 장례식과 술은 뗄레야 뗄 수 없는 사이이다.

이 비애감이라는 것은 보통 먼저 불면으로 나타난다. 그렇기 때문에 음주로 우선 수면을 얻을 수 있으면 이것은 매우 도움이 된다. 긴장했을 때에 술을 마시고 릴랙스하는 것과 같은 경우이다.

이런 의미에서 술은 인간의 생활속에서 정신보건적 측면으로 매우 중요한 역할을 하고 있다. 따라서 때와 장소, 상황에 따라서 술을 마시는 방법이나 양을 컨트롤할 수 있으면서 술과 자유롭게 사귀는 방법이 유지되고 있으면 문제는 없다.

그런데 어떤 사람들은 상실에 대한 슬픔을 술로 달랬던 것을 계기로 해서 술과의 관계가 싹 변한다. 술을 마신 경우의 취기로 얻어진 해방감, 긴장 완화와 같은 쾌감, 만족감을 잊지 못해서 항상 긴장 완화에만 사로잡히게 되어 음주 방법까지 변

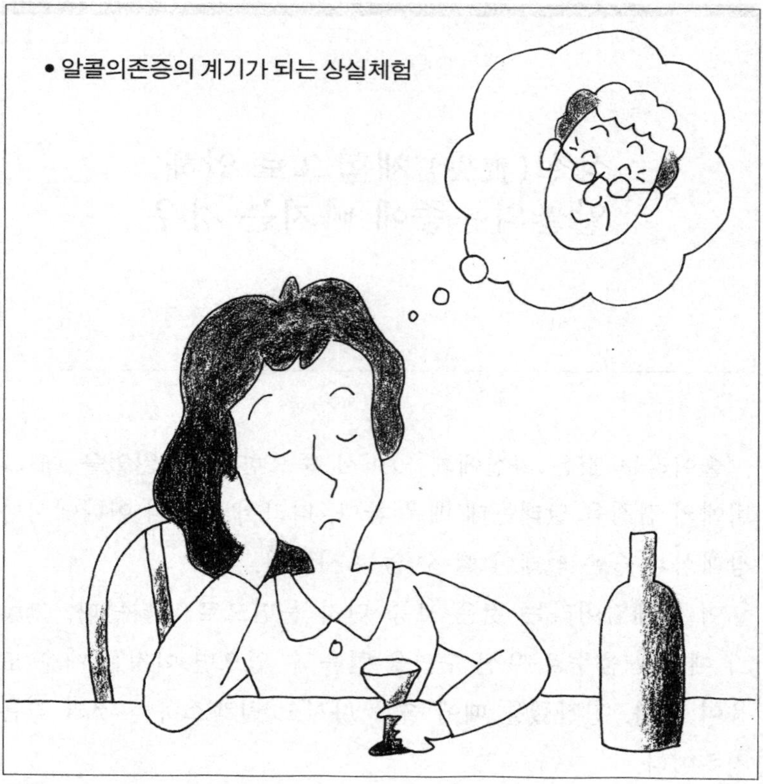

해 습관화해 버린다는 경우가 있다.

여성의 경우 이 계기로써는 자신에게 있어 소중했던 사람의 죽음 이외에도 여러 가지 있다. '남편이 정년퇴직하자 뭔가 무기력해져 버렸다'라든가 '아들이 결혼하자 아내에게 열중해서 이제 나는 아무짝에도 쓸모없게 되었다'라든가 하는 얘기도 흔히 듣는다.

즉, 주위의 소중한 사람과의 관계가 변했다고 생각하는 것이다. 그것도 아이가 태어났다, 손자가 태어났다고 하는 좋은

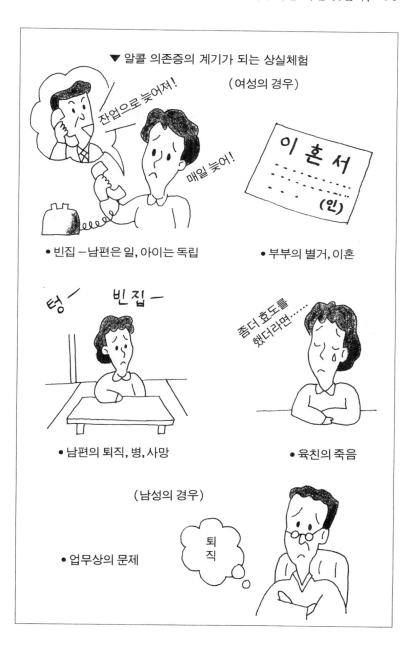

▼ 알콜 의존증의 계기가 되는 상실체험

(여성의 경우)

• 빈집 —남편은 일, 아이는 독립

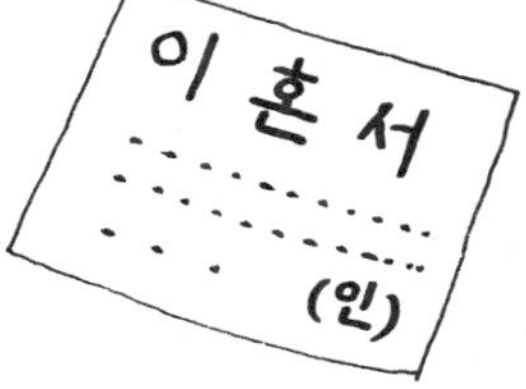

• 부부의 별거, 이혼

• 남편의 퇴직, 병, 사망

• 육친의 죽음

(남성의 경우)

• 업무상의 문제

의미의 변화가 아니라 하나, 둘 줄어드는 '인간관계 상실'의 변화이다. 이런 상실체험을 통해서 술과의 관계도 변하는 것이다. 소위 '빈둥우리 증후군'*이 그것이다.

우리들 어머니 세대까지만 해도 그런 때에 여성은 술을 위로의 도구로 사용하지는 않았다. 가만히 참고 있었거나 혹은 히스테리 증세를 보였거나 갱년기 장애라든가 자율신경실조라고 해서 가까운 의사를 찾거나 했었다. 그러나 요즘은 여성의 음주도 점점 증가하는 추세에 있다. 따라서 여성의 알콜 의존증이 당연히 많아진다.

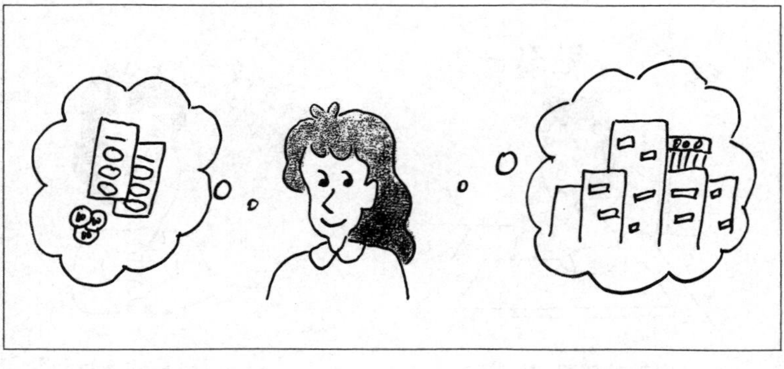

젊을 때부터 '어떻게 살까' ,'자립적으로 사는 것은 무엇이며 자신과 세상은 어떤 관계일까'라는 생각을 하고 있는 여성과 '여성의 행복은 육아와 남편 보조'라고만 생각해온 여성과의 차이가 확실히 나타나는 것은 이런 때이다.

그렇다고 모두 집밖으로 나가 일하라는 애기는 아니다. 다만 문화센터든 뭐든 좋다. 그저 겉치레가 아닌 취미를 갖거나 아이나 남편과의 관계 변화를 견딜 수 있을 정도로 다양한 인간관계를 따로 만들어 두거나 아니면 구체적으로 뭔가를 한다는 것이 중요해진다는 얘기다.

한편 남성의 경우 이 계기가 되는 것은 직업에 관련된다. '우리 남편은 정년퇴직 이후 낮부터 술을 마시게 되었다'라며 상담하러 가는 부인이 있다. 물론 '아내에게 심리적으로 뒤떨어진 느낌을 받는 것'을 계기로 술을 마시게 되는 남성도 있기는 있지만 일과의 관계에서 여러 가지를 상실한 것이 원인이 되는 경우가 압도적으로 많을 것이다.

그것도 단지 직장이 바뀌었다는 이유가 아니라 남성의 경우는 인간관계가 거의 직장을 중심으로 되어 있기 때문에 그런 것이 일체 상실됨으로써 받는 마음의 상처라는 것은 상당히 깊은 듯하다.

그런 때 침울해져서 우울병이 되어 버리는 사람도 있지만 젊을 때부터 술로 자신의 정신적 공허를 메워 온 사람이라면 금방 알콜에 의존하게 되고 마침내는 알콜 의존증에 걸리게 된다.

따라서 남성에게도 '자신의 생활을 어떻게 계획하고 있느냐' 하는 질문이 당연히 뒤따르게 된다.

＊ 빈둥우리 증후군

엠티 네스트 신드롬(empty nest syndrome)의 번역어이다. 부부와 아이들로 꽉 차있던 사랑의 집이 중년이 넘어 가면서 남편은 일과 교제 중심의 생활을 하게 되고 아이들은 자립해서 분가를 함으로써 텅 빈 집에 주부 혼자만이 남겨지게 된다. 이런 상태로 인해 일어나는 허전한 기분에서 우울병이나 신경증에 걸리거나 기분전환을 위해 술을 마신 것을 계기로 알콜의존증이 진행되는 경우도 많다.

술을 마시지 않으면 잠들 수 없는 경우도 알콜의존증이 될 위험이 있다

술이 없으면 잘 수 없다는 것은 알콜 문제의 가장 첫번째 징후가 되는 경우가 많다.

술이라는 것은 가끔 마시는 경우라면 수면도입제가 된다. 그래서 쉽게 잠들 수 있었던 느낌이 들지만 반면 연속해서 마셨을 경우 술에는 오히려 깊은 수면을 억제한다는 폐해가 있다.

수면에는 몇 가지의 타입이 있다. 얕은 수면과 깊은 수면 그리고 꿈을 꾸고 있는 상태의 수면 등 크게 3가지 타입으로 나눌 수 있지만 술은 이 가운데서 얕은 수면을 취하게 만든다. 따라서 과음이 계속되면 지치게 된다. 대주가인 사람은 모두 경험해서 알고 있겠지만 옆에서 보기엔 쿨쿨 자고 있으니까 숙면하고 있는 듯이 보인다. 그러나 실제로는 진짜 수면을 취하고 있지 않기 때문에 상당히 피곤하다.

잠들기 전에 가볍게 마신 후 자는 습관이 있다는 사람들 가운데서도 얕은 수면이 있지만 깊은 수면을 취할 수 없기 때문

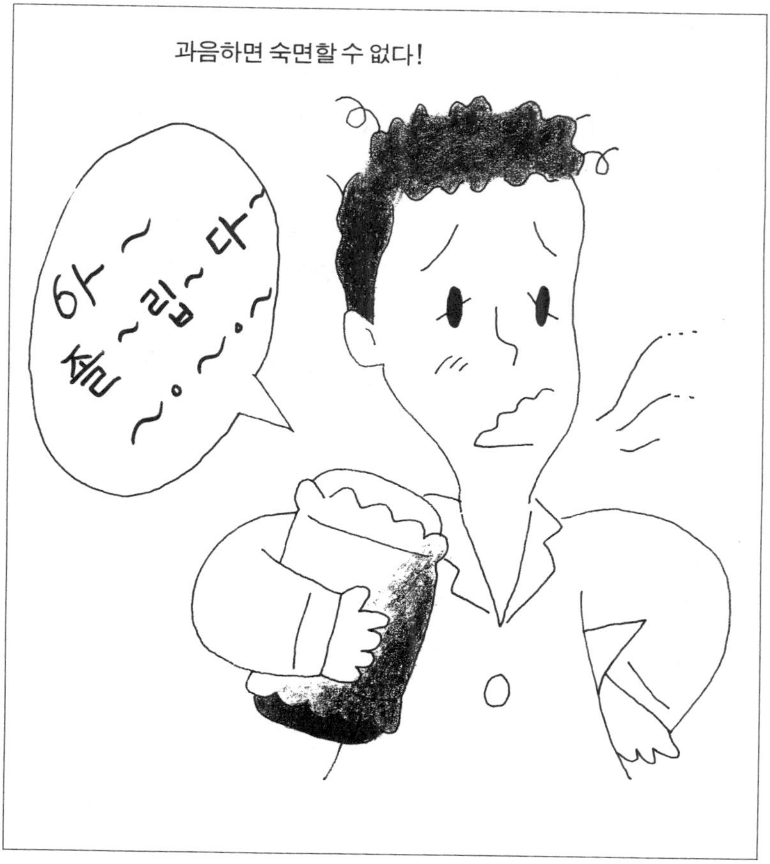

과음하면 숙면할 수 없다!

에 '숙면한 느낌이 없다'고 말하는 사람이 제법 있다. 이것은 하룻밤 동안의 뇌파* 검사로 확인할 수 있다.

이런 상태에서는 이미 알콜에 대한 일종의 '신체의존'*이 일어나고 있다고 해도 좋다.

술을 마시지 않으면 잘 수 없다는 경우가 신체의존까지 가 있는지, '정신의존'*의 단계까지 가 있는지는 차치하고 분명히 의존상태에 있는 것이다.

그 때, 동시에 식은땀을 흘리거나 손이 떨리거나 하는 증상을 다음날 아침 볼 수 있는 것 같으면 분명 신체의존까지 와 있다.

가령 그런 증상이 없더라도 정신의존의 상태에는 있다고 생각하는 편이 좋다. 이것은 알콜의존증에 빠지기 일보직전의 상태인 것이다.

알콜의존증의 자기체크 방법으로써 앞에서 소개한 'WHO의 알콜 의존도 자가진단표'와 '음주방법 개선 진단표'를 참고하기 바란다.

＊ 뇌파

정확하게는 '뇌전도'라고 해서 뇌 활동에 따라 일어나는 미약한 뇌내전립을 2개의 전극간의 전위차로써 증폭 기록한 것. 간질, 뇌종양, 두부(頭部) 외상, 의식장애 등 뇌질환 진단에 빼 놓을 수 없다.

＊ 알콜에 대한 신체의존

알콜이 들어와 있을 때는 언뜻 정상으로 보이지만 알콜이 떨어지면 손이 떨리거나 초조하거나 환각이 보이는 등의 퇴약(退藥)증상(금단증상)이 나타나는 것 같으면 알콜에 대한 신체 의존이 형성되었다고 판단한다.

이 경우, 그 형성과정에서 정신의존도 반드시 경험하고 있다.

＊ 알콜에 대한 정신의존

정신의존이 형성되었느냐 어떠냐의 판단은 어렵지만 '마시고 싶다'는 충동을 억제할 수 없어 술을 찾아 밤거리를 헤매는 것 같으면 분명 정신의존의 상태라고 할 수 있다. 이 단계에서는 술이 떨어져도 퇴약증상은 나타나지 않는다.

저녁무렵이 되면 손이 떨리고 초조해지는데 술을 마시면 진정되는 경우는 알콜중독의 우려가 있다

'저녁식사에는 반드시 한 잔 마시지 않으면 마음이 홀가분해지지 않는다'고 하는 식으로 알콜을 습관처럼 마시고 있는 사람이 어떤 이유로 갑자기 음주 기회를 차단당해서 술을 마시지 못하게 되면 몸에 변조를 초래하는 경우가 있다.

이 때 볼 수 있는 일련의 신체증상을 '알콜 이탈증후군', 혹은 '퇴약(退藥)증후군'이라고 한다. 소위 금단증상이다.

이 퇴약증후군이 인정되면 의학적으로 '알콜에 대한 신체의존이 형성되었다'고 생각하고 그 때 비로소 알콜의존증이라고 진단하게 된다.

그리고 이 진단의 핵심이 되는 퇴약증후군 중에서 가장 빈번히 볼 수 있는 것이 '손가락의 진전(振戰)' 즉 손이 떨리는 것이다. 더구나 이 손가락의 떨림이 알콜이 다시 몸속에 들어옴으로써 사라지게 된다면 알콜중독을 진단하는데 중요한 요점이 된다는 것도 알아 두어야 할 것이다.

손가락 떨림이 나타날 정도로 알콜중독에 빠져 있는 사람들

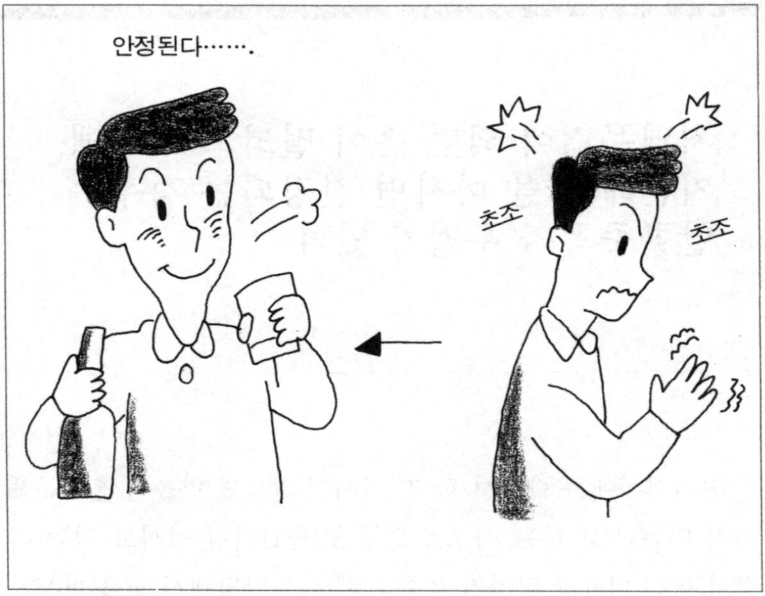

중에는 자신은 절대 알콜중독이 아니라고 우기는 경우가 있다. 그럴 경우, '술을 끊어 보라'고 하면 장담하듯이 그러겠다고 하지만 막상 하루를 넘기고 이틀째 되는 날에는 초조와 불안증세가 그치질 않고 잠도 오지 않아서 결국 술을 마시고 마는 사람이 많이 있다.

이렇게 술을 끊게 되면 잠을 이룰 수 없게 된다는 것은 퇴약증후군의 한 표현이라고 생각할 수 있다. 이 외 식은땀을 흘리거나 동계, 혹은 초조하고 불안하다는 증상도 술을 끊으면 나타나는 증상이다.

이런 식으로 나타나는 매우 괴로운 증상을 피하기 위해서 어떻게든 이유를 만들어서 결국 다시 마셔 버린다. 술 생각이

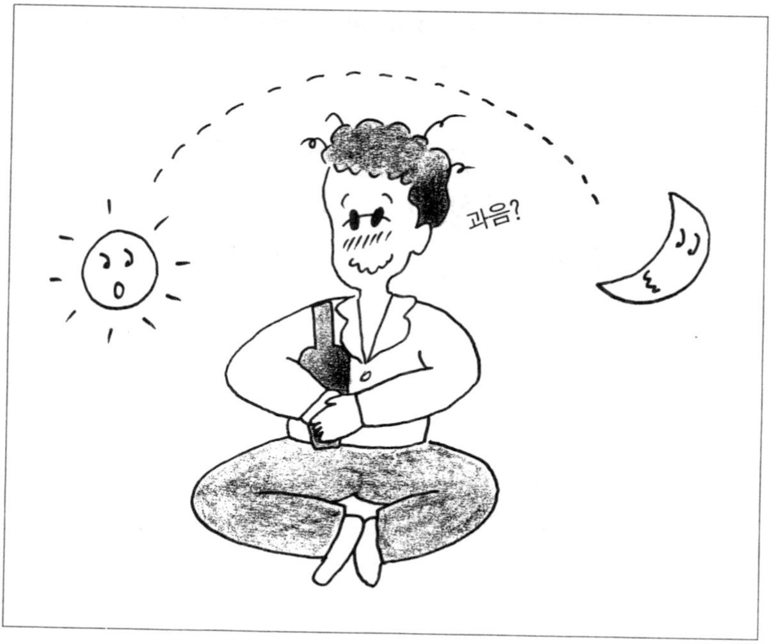

머리에서 떠나지 않게 되는 것이다. 이런 상태를 우리들은 '연속음주발작'*이라고 부른다.

이 연속음주발작과 조금 전의 퇴약증후군이 둘 다 나타난다면 중증 알콜의존증에 빠져 있음을 인정하지 않을 수 없을 것이다. 이 점을 충분히 자각한다면 빨리 전문의에게 상담할 것을 권한다.

---

* 연속음주발작

음주를 시작하면 멈출 수 없게 되어 밥도 먹지 않고 그저 술만 마시고는 잠만 자기를 하루 이상 계속하는 음주 방법을 말한다. 알콜의존증의 주요 증상으로 생각되고 있다.

간경변(肝硬變)으로 음주에 대한 주의를 받았어도 교제상의 이유를 들어 마시는 경우, 알콜의존증의 우려가 있다

간경변이라는 것은 모든 간장장애의 종착역이다.

간세포가 염증을 반복하고 있는 사이에 섬유화·경직화되어 버려서 글자 그대로 간장 전체가 딱딱해져서 움츠러든 상태를 말한다.

예를 들면 화상을 입은 후에 케로이드라고 불리는 피부의 땅김이 남는데 일부의 간세포가 이 케로이드같이 되어 버리는 것이다.

그 결과 간장의 전체적인 기능은 현저하게 저하해 버린다. 또한 일단 경직되어 딱딱해진 간세포는 두번 다시 원상복귀가 안 되므로 남아 있는 건강한 간세포를 소중히 사용해 가는 것이 치료의 중심이 된다.

그런데 간경변의 원인이 되는 것은 바이러스와 약, 그리고 알콜이다. 프랑스의 경우 간경변의 70%*가 알콜성이라고 한다.

어쨌든 간경변의 치료를 위해서는 금주는 절대조건이다. 의사에게 간경변이라고 진단을 받았는데도 음주를 계속한다면 이것은 자살행위이다. 알콜의존증의 의심이 농후해서 강제입원이라도 고려해 봐야 할지 모른다.

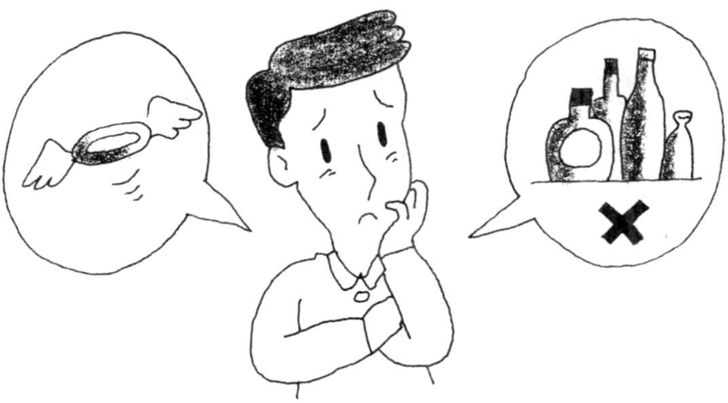

입원하지 않고 치료하고 싶다고 하면 당장 술을 끊겠다고 결심을 굳히고 실행에 옮겨야 하겠지만 그런 처지에 있는 사람일수록 실행은 쉽지가 않다. 시간이 지나면 결국 다시 똑같아져 버릴 것이다.

그런 경우에 빠진 남편과 아내가 있다면 부부 모두 위험하다. 그런 남편을 둔 아내는 남편이 술을 끊겠다고 했을 때 기대감을 크게 갖고 바라보지만 이 기대가 어긋날 경우 부인의 좌절감은 크고 남편과의 관계도 점점 악화되어서 점점 치료하

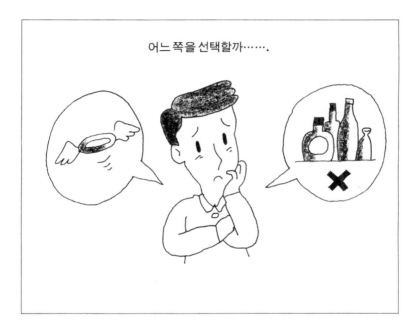

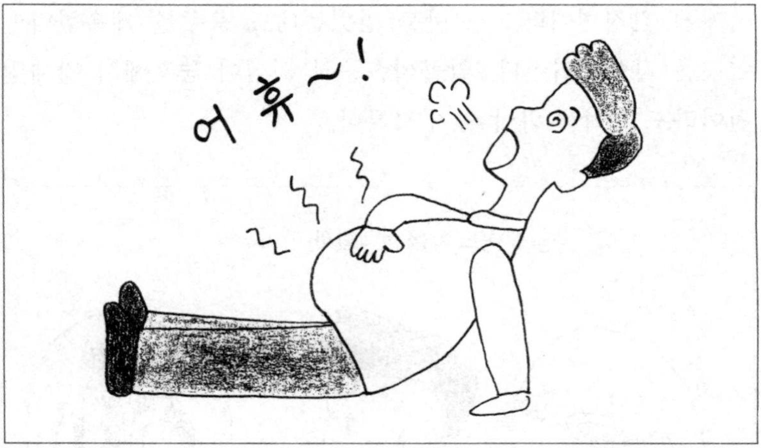

기 힘들어진다.

따라서 오히려 부인이 먼저 심리 치료를 받게 된다. 이 경우 부인은 자신과 남편과의 경계가 없어져 버려서 '알코홀릭 와이프 신드롬'*에 걸려 있기 때문이다.

이 병을 치료하기 위해서는 남편의 행동을 변화시키는 일에만 사로잡히지 말고 먼저 부인 자신이 자아를 재확립하는 등으로 새롭게 변하는 것이 선결 과제이다.

---

* 왜 프랑스인에게 알콜성 간장장애가 많은가?

물 대신 와인을 마시고 있는 외에 와인을 마시면서 동물성 지방이 많은 음식을 다량 섭취하기 때문인 것으로 여겨지고 있다.

* 알콜홀릭 와이프 신드롬

알코홀릭, 즉 알콜의존증자의 아내들은 자신과 남편과의 사이의 경계가 없어져 버려서 자신의 일은 제쳐두고 남편의 행동을 컨트롤해서 자신에게 편리하도록 술을 마시지 않는 남편을 만들려고 하는 것과 동시에 자신의 의지대로 남편을 제어하려고 필사적이 되기 쉽다.

이렇게 술을 마시는 남편을 둔 아내들의 특이한 관계를 취하는 방법, 행동 징후를 바로 알콜홀릭 와이프 신드롬이라고 한다.

제 2 장

어떻게 술을 끊게 할 것인가?

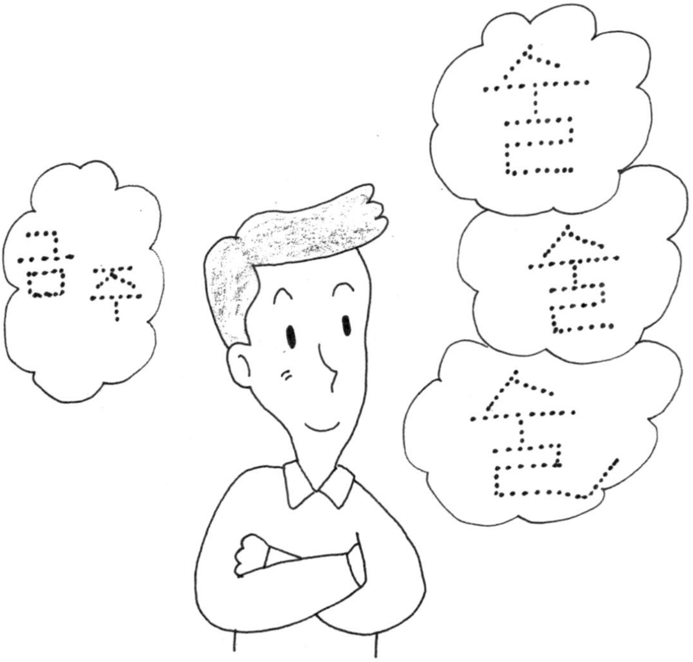

주위의 사람중에 술로 몸을 망치고 있는 사람이 있다면 어디의 누구와 상담해야 할까

알콜의존증의 치료는 대부분의 경우 먼저 가족이 문제를 느끼게 되어 상담자를 찾는다는 형태로 시작된다.

당사자는 원래 자신의 고민을 고민으로써 인정하지 않을 뿐더러 문제에 직면하지 않고 알콜로 도망치고 있는 사람들이기 때문에 이 단계에서는 아직 병이라는 의식조차 없는 상태이다.

본인이 치료에 등장하는 것은 훨씬 나중의 일이다.

그런데 그 상담처를 선택할 때 알콜의존증자 아내의 고민은 의사라든가 금주단체 등의 전문 프로그램보다는 오히려 같은 경험을 가진 부인에게 전화를 걸어 상담하는 방법이 제일 좋다고 여겨지고 있다.

그러나 여러가지의 여건으로 그것이 힘들다면 현 단계에서 가장 권장할 수 있는 방법은 '단주협회(斷酒協會)'라는 단체를 통한 상담이나 치료이다.

아울러 알콜 문제를 그저 집안의 일로 쉬쉬하고 숨길 게 아니라 과감하게 신경정신의에게 상담을 한다든가 하게 함으로

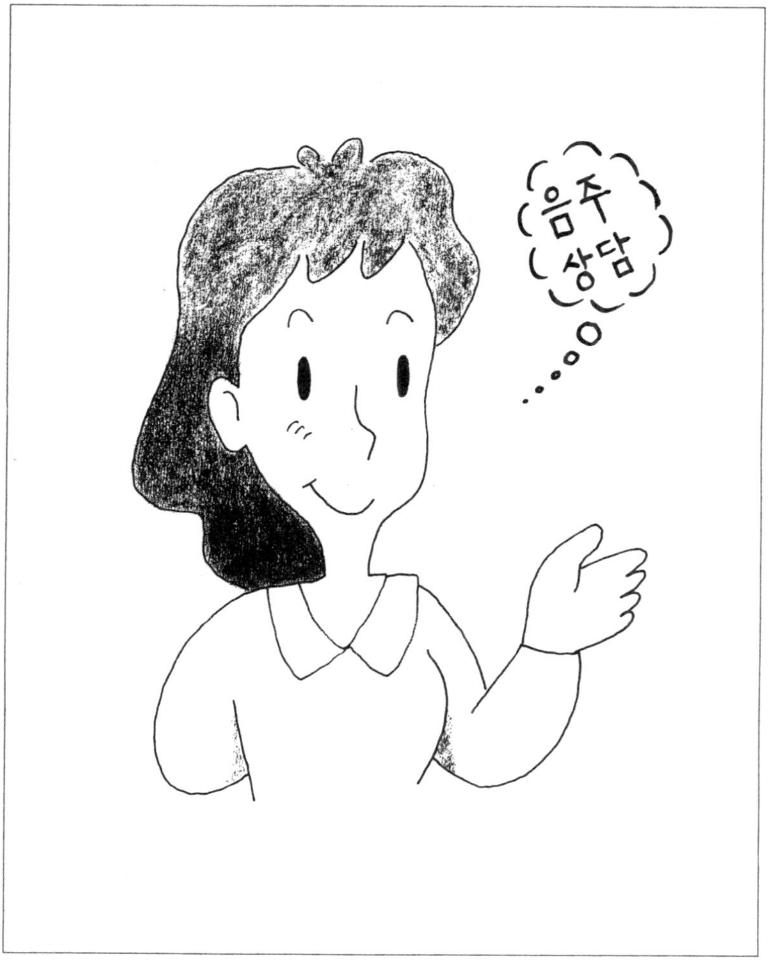

써 지나친 음주로 인한 정신적 · 신체적 징후들이 병이 된다는 사실을 자각하게 하여 남편의 인격파탄 및 가정의 파괴를 막고 더 나아가 아내인 자신의 '알콜홀릭 와이프 신드롬'도 방지해야 할 것이다.

주사(酒邪)가 있는 남편의 일로 병원에 가야 한다면 남편과 함께 가야 하는가

알콜 문제를 다루는 의사들의 얘기로는 그럴 필요까지는 없다고 한다.

하지만 간혹 '본인을 데리고 오지 않으면 얘기가 안 된다'고 하는 의사가 있는데 그런 경우는 알콜의존증의 본질을 간과하고 있기 때문인 것으로 생각되어진다.

일반적으로 알콜 문제를 가진 가족이라는 것은 문제가 다방면으로 많은 가족이다. 더군다나 문제가 되는 것은 집안에서의 부인의 위치는 너무나 확고부동한 것이었고 그런 건강한(정신적으로나 신체적으로) 부인은 무슨 일이든지 혼자서 처리해 온 경우가 많다.

그런 가정의 아이는 등교거부를 하고 있거나 가정내 폭력을 행사하고 있다. 혹은 이 경우가 오히려 나중에 더 무서운데 지나치게 매우 착한 아이*가 된다. 물론 남편은 정신을 잃을 만큼 술에 취해 있다. 이런 여러 가지 문제를 안고 있는 것이 보통이다.

따라서 오히려 지나치게 똑똑하고 야무진 부인이 병원에 가서 남편뿐 아니라 사실은 자신을 포함한 가족 모두가 문제를 안고 있다는 인식을 하면서 치료에 들어 간다면 순조롭다. 그리고 우선은 부인부터 치료해 나간다.

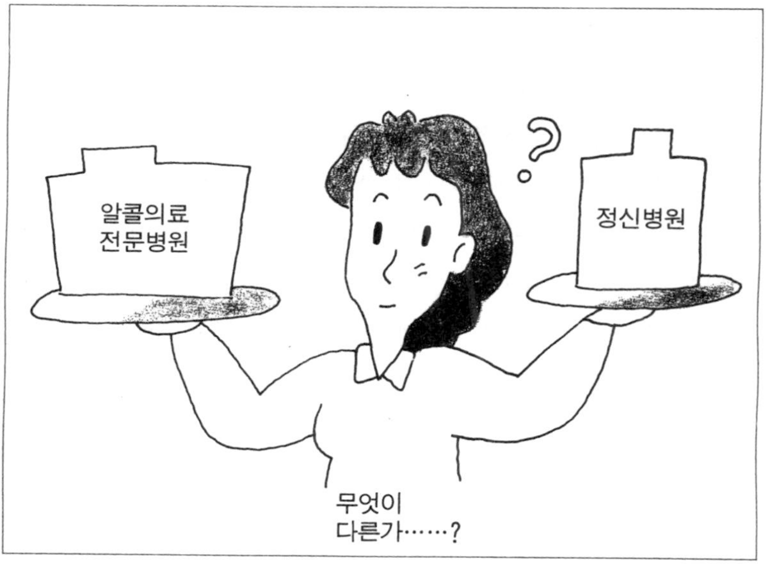

그 때 중요한 것은 이런 문제가 많은 가족을 포괄적으로 파악하여 치료 방법을 세울 수 있는 전문가와 만날 수 있느냐 하는 문제이다. 기다리고만 있지 말고 자신이 먼저 적극적으로 찾아 볼 것.

구체적으로는 알콜 문제에 관한 치료 모임 같은 곳에 참가시키거나 하여 금주(禁酒)를 실천하려고 하는 사람이 많이 있다는 사실을 인지시켜야 한다.

그럼에도 알콜 문제가 계속 된다면 알콜 문제를 전문적으로 상담, 치료하는 병원이나 의사를 찾아야 할 것이다. 일반적으로 가장 생각하기 쉽게 정신병원쪽으로 알콜중독자(의존증자)를 데려 가지만 원래 정신병원이라는 것은 정신병을 위해 만들어진 것이다.

정신병의 대부분을 차지하는 정신분열병에 대해서는 보호하고 진정시키는 것이 치료의 1단계로써 필요한 경우가 많고 흥분이나 착란을 진정시킨 후라도 환자에 대해 보호적, 수용적으로 대해야 하는 시기가 상당히 장기간 계속된다.

그러나 알콜의존증인 사람에게 이런 보호적이고 수용적인 방법으로 계속 대하면 그들에게 그나마 남아 있던 사회성을 빼앗는 결과가 되기 쉽다. 그 때문에 알콜 전문기관의 치료 프로그램에서는 성인으로서의 본인의 자주성을 존중한 생활 프로그램을 제공하는 것이 중요해진다.

이렇게 알콜의존증과 정신병에서는 환자에 대한 작용 방향이 완전히 반대로 되어 있기 때문에 알콜 문제의 치료나 상담에 있어서는 먼저 전문기관을 찾아 거기에 가는 것이 선결 과제인 것이다.

***알콜의존증 부모를 둔 아이의 특징**

부모 중에서 알콜의존증자가 있었던 아이 중에는 의존증이 아닌 쪽의 부모를 도와 가족의 기둥이 되어 가족 전원을 보호하려는 입장을 취하는 '착한 아이'가 있다. 그러나 세월이 흘러 사춘기 정도가 되면 이 타입의 아이들은 오히려 거식, 과식, 약물남용, 소매치기, 알콜의존 등의 문제를 일으키는 경우가 많다고 한다.

술 버릇이 나쁜 경우, 과연 입원시켜야 하는가

알콜의존증자를 둔 가족은 아마도 누구나 한번쯤 입원시키고 싶다는 생각을 했을 것이다.

그러나 잊어서는 안 될 것은 알콜의존증 치료에는 입원은 좀 고려를 해봐야 한다는 것이다. 오히려 회복을 늦춰 버리는 결과가 될지도 모른다.

그 이유를 들면 다음과 같다.

알콜의존증자는 마시기 시작하면 멈출 수 없다는 곤란한 버릇을 가진 사람들이다. 이 나쁜 버릇 즉 습관이라는 것은 한번 붙어 버리면 약을 쓰거나 외과적인 수술로 제거하는 방법으로는 치료되는 것이 아니다.

본인이 스스로 '이 버릇은 문제다'라는 사실, 더구나 '이 버릇은 다른 사람에게 항상 의지하고 있음으로써 생겨난 의존적인 자신의 성격에 의한 것이다'라는 사실을 깨닫는 것이 첫번째 과제이다. 그 다음에 자신의 의지로 그 악순환에서 자주적으로 빠져 나오는 방법 이외에는 회복의 길이 없다.

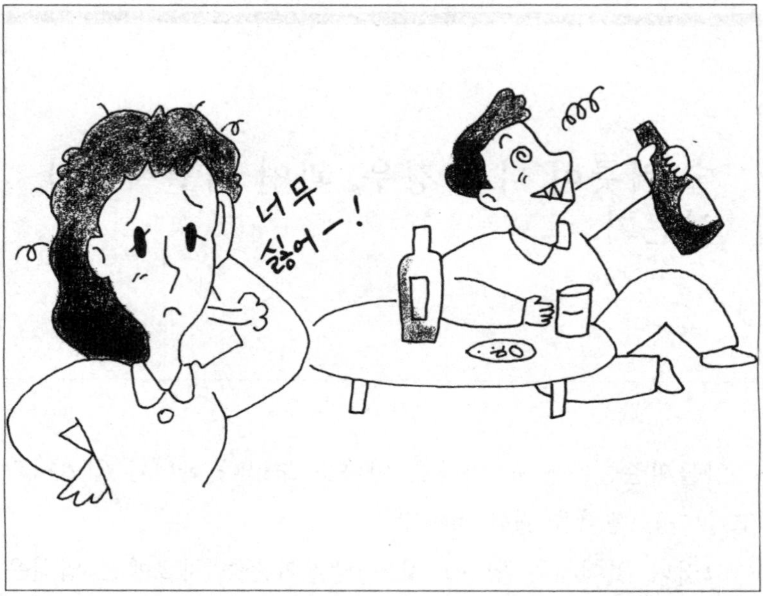

그럼에도 불구하고 의사에게 지배당하는 형태로써 아무래도 수동적이 되기 쉬운 입원 생활은 오히려 본인의 의존성을 한층 더 높여 버린다. 그 의미에서 입원 생활은 나쁜 버릇으로부터의 회복을 역행시켜 버린다.

그렇지만 알콜에 대한 의존 결과, 간장이나 췌장, 신경계 등 심신에 장애를 가져와 입원 치료가 필요해지는 경우도 있을 것이다. 그러나 그런 입원은 어디까지나 알콜의 해를 입은 몸의 치료와 보호, 휴식을 위한 것이지 알콜의존증 그 자체로부터 회복할 수 있다고는 할 수 없다.

하물며 가족들이 지나친 음주자로 인해 심신이 지치게 된 후 성가신 존재는 병원에 맡겨 버리자는 태도를 취하면 버려지는 것을 두려워하는 마음 때문에 점점 더 가족에게 매달리게 되어 버린다.

'온 가족이 모두 완전히 다 지쳐 버렸다'고 하는 하소연을 하면서 주사가 있는 남편을 상대하다가 단념하거나 절망하는 가정이 적지 않다. 그러나 그렇게 해서 알콜의존증자의 음주행위에 휘둘리고 있는 것 자체가 사실은 가족의 병으로 가족이 먼저 그 사실을 이해하지 못하는 한 진짜 해결은 되지 않는다.

따라서 당장은 '음주를 하고 있는 알콜의존증자에게 자신의 가족에게 무슨 일이 일어나고 있는지'를 냉정하게 얘기할 수 있는 장소, 상담할 수 있는 장소를 만드는 것이 급선무이다.

그 다음에 금주(禁酒)모임에 가입한다든지 하는 식으로, 할 수 있는 일부터 시작하게 한다. 이 루트만이 시간은 걸려도 회복을 할 수 있는 가장 빠른 지름길인 것이다.

알콜 상식

◈ 술 약한 사람, 식도암 조심해야 한다

1995년에 일본의 국립요양소인 G병원의 의료팀에서 연구, 보고한 내용으로 술에 약한 사람이 과음할 경우 식도암(癌)에 걸릴 위험성이 매우 높다고 하였다. 그들은 일본 정종으로 환산해 평균 두 홉분량을 습관적으로 마시다가 식도암에 걸린 사람 29명과 건강한 사람 28명을 대조하여 이와 같은 결과를 도출할 수 있었다고 한다.

알콜의존증 치료를 위해서는 부득이하게 일을 하지 못할 수 있다. 과연 옳은 일인가

어느 알콜 상담가에 따르면 알콜의존증자의 부인으로부터 '치료에 전념시키기 위해서는 일하지 않는 것도 부득이한 일입니까'하는 질문을 흔히 받는다고 한다.

그런 때 그 의사는 '부득이한지 어떤지, 일하지 않아도 함께 있을 만한 가치가 있는 남편인지 어떤지 잘 생각하십시오'라고 대답한다는 것이다.

중요한 것은 부인 자신의 판단이기 때문이다.

세인의 이목이라든가 종래의 남성은 이렇다, 여성은 이렇다 하는 고정관념을 버리고 자신의 남편을 재평가하는 것이 우선 과제라는 의미이다.

어쨌든 알콜 문제로 종종 입원을 반복한다는 것은 곤란하다. 입원은 한 번으로 충분하다.

다만 사람에 따라서 사회적응의 능력은 다르기 때문에 1번 입원해서 치료했다고 해서 당장 그 연령의 남성이 할 수 있는 일을 할 수 있다고는 할 수 없다. 그런데 부인들은 아무래도 연령이나 학력, 더 나아가서 자신의 남편의 친구들이나 자신의 아버지와 비교해서 '당신은 이런 식으로 해야만 어엿한 어른이다'라고 결정지어 버리기 쉽다.

하지만 전문 상담가들은 '남편의 참 모습을 보십시오'라고 우선 권하게 된다고 한다.

사실, 부인이 생각하고 있는 만큼 혈통 좋은 말도, 잘 달리는 말도 아니고 그저 평범하고 초라한 당나귀에 지나지 않을지도 모른다.

물론 다소 심한 비유가 되었지만 어쨌든 그런 말을 엉덩이를 때려서 달리게 하려는 것은 연료없는 기차를 달리게 하려는 것과 같은 상황일 뿐, 어쩌면 집에서 가사를 하는데 적합한 사

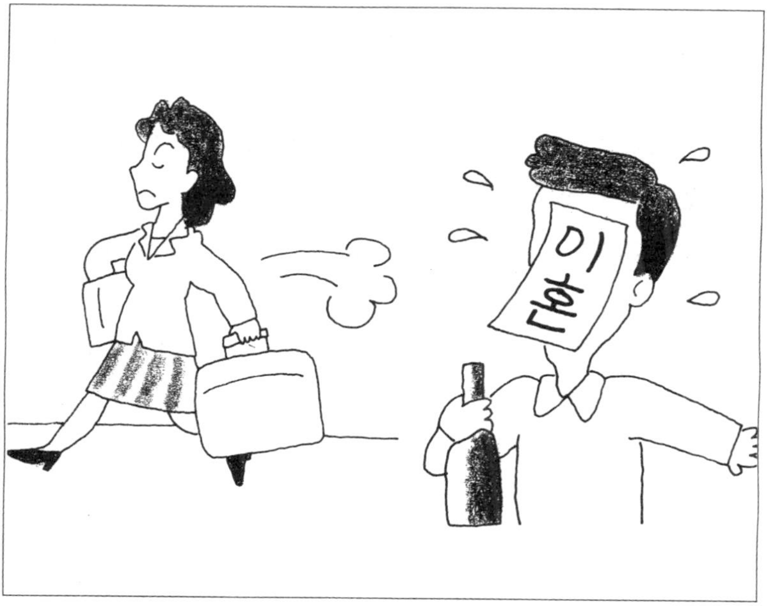

람일지도 모른다.

그것이 남편이 가진 개성이라면 어쩔 수 없을 것이다. 그리고 그런 남편을 여전히 사랑한다면 부인 자신이 일을 해야 하는 것이다.

현실적인 문제로써 '요 3, 4년 남편이 일을 안 하고 있다'고 해도 가족들은 분명 생활하고 있다. 이것은 별도의 경제적 여유가 있거나 부인이 일하고 있기 때문일 것이다.

그래서 만일 부인이 일하고 있다면 그 능력을 계속 살려서 가사를 꾸려 나가는 것이 현명한 일이다.

남편이 밖에서 일한다고 해도 양복을 입고 넥타이를 매고 매일 아침 출근하는 것은 무리이며 1주일에 3일, 물건 배달이라도 하는 임시직에만 있어도 감지덕지하는 사람은 많이 있다. 극단적인 얘기로 지금까지 폭력배와 어울리고 형무소와 정신병원밖에 모르는 사람도 많기 때문이다.

그런 사람에게는 쉬운 일을 하라고 해도 다시 곧 술을 마시고 입원을 반복할 뿐이다.

그런 사회적응능력의 진단을 정확히 해서 거기에 입각하여 부인 자신의 사회 복귀과정을 계획해야 할 것이다.

즉, 남편과 헤어질 것인지 아니면 헤어지지 않고 계속 살 것인지, 그 시점에서 잘 생각해 봐야 할 것이다.

만취(滿醉)해서 현관 앞에서 잠들어 버리는 남편은 어떻게 해야 좋은가

돌봐주는 것은 결코 좋지 않다. 알콜의존증자는 배우자를 비롯한 가족이나 의사에게 강하게 의존한다는 인간 관계를 반드시 갖고 있다. 그리고 이 의존관계가 가끔 회복을 하는데 큰 방해가 된다. 이것은 부인이 남편의 음주에 대한 대응을 바꾸면 남편의 음주 행동에도 반드시 변화가 나타난다는 얘기이다.

구체적으로는 '마시고 안 마시고에 대해서는 말하지 않는다거나 마신 결과에 대해서도 자신이 질 수 없는 책임은 지지 않는다'고 하는 태도를 보임으로써 남편의 음주에는 일체 개입하지 않는다고 정하는 것이다.

이것은 배우자로서 가장 중요한 역할이라고 생각된다. 물론 아이도 부모도 그렇다. 이것은 오히려 본인의 회복을 위해 반드시 그렇게 해야 한다는 분명한 신념으로 일관해야 하는 사항인 것이다. 그러기 위해서는 남편이 말짱한 때에 '당신의 술 마시는 방법은 매우 걱정스러워서 나로서는 그만 끊었으면 생각해요. 하지만 앞으로 당신이 마시는 데에는 일체 간섭하지 않기로 했으니까 마시고 안 마시고의 문제나 마신 후의 일 등은 일체 당신의 책임과 판단으로 하기 바래요'라고 분명히 얘기해 두는 것이다.

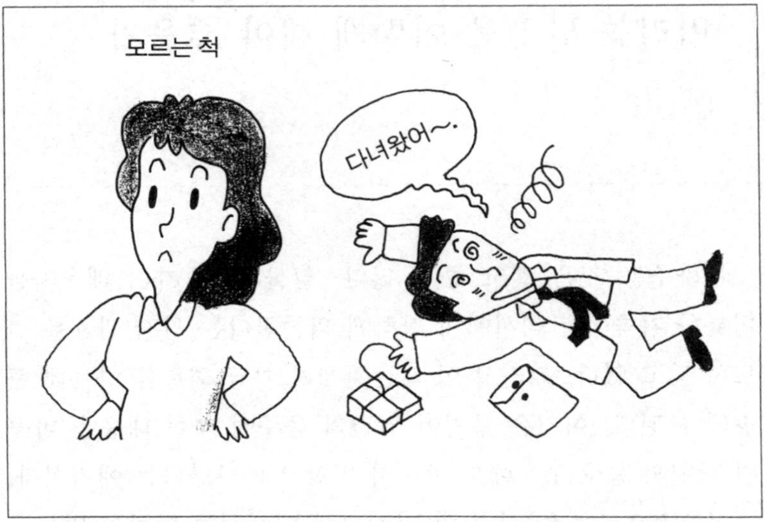

그 다음에 부인은 좀 전의 설명대로 행한다.

즉, 우선 남편이 취해서 일으킨 문제나 사건에는 일체 보호적인 손길을 뻗치지 않는다는 것부터 시작한다.

만취해서 현관 앞에서 잠들어 있는 남편을 도와 일으켜서 침실로 옮기는 일은 궁극적으로 남편을 돕는 게 아니다. 가령 그 때문에 감기에 걸려도 남편이 스스로 약을 먹든지 해서 어떻게든 스스로 책임을 지도록 만든다.

다만, 그런 무관심한 자세를 유지하는 것중에는 물론 가정 밖에서의 일도 들어 있다. 만취해서 난폭해져 경찰의 보호를

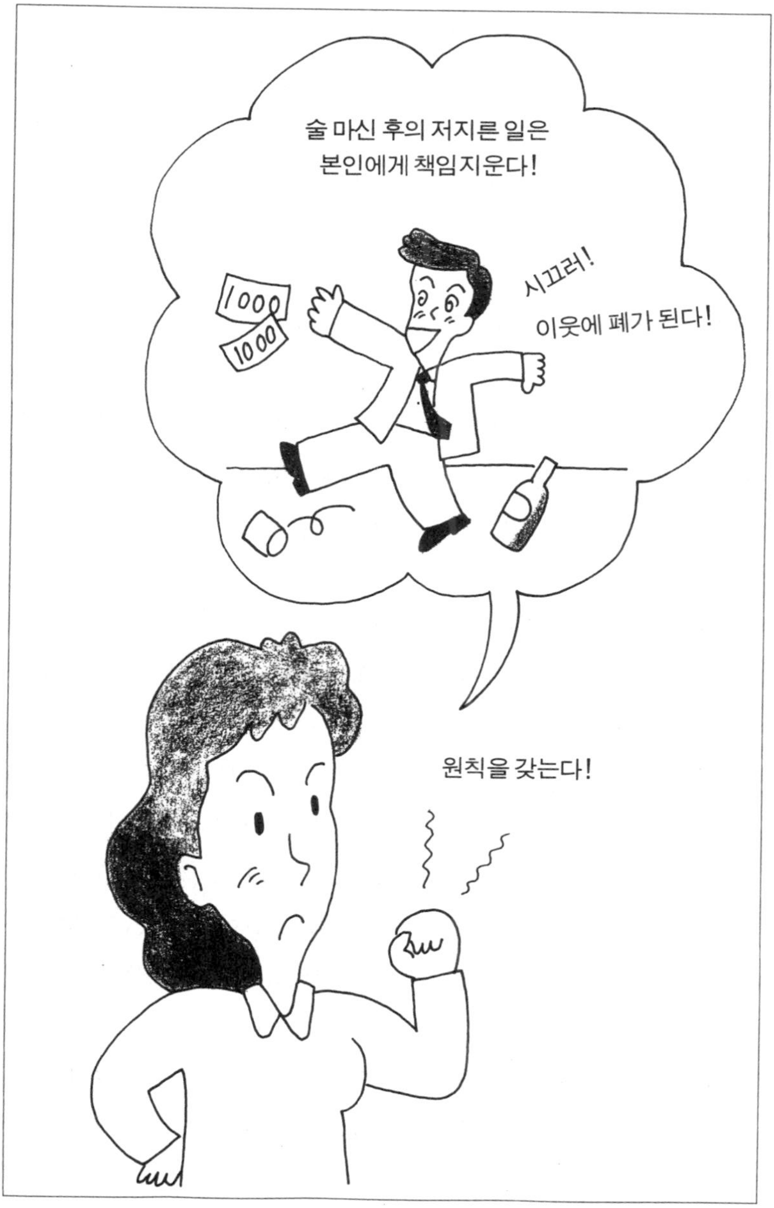
술 마신 후의 저지른 일은
본인에게 책임지운다!
시끄러!
이웃에 폐가 된다!
1000
1000
원칙을 갖는다!

받는다든가 택시를 타고 와 부인에게 요금을 내게 만들거나, 갖고 있는 돈 이상으로 마셔 버렸다든가 하는 식으로 말이다.

이렇게 타인을 끌어들이는 것 같은 경우가 있으므로 좀체로 보통 방법으로는 생각대로 안 되지만 그렇다고 해서 마음 속에 분명히 본인에게 책임을 지게 한다는 신념을 갖고 있지 않으면 다시 조금씩 남편을 돌보게 된다.

물론 남편이 이웃 사람을 끌어들이더라도 꼿꼿하게 '나는 남편을 돌보지 않기로 결정했다'고 말해도 통하지 않는 경우가 세상에는 있다. 하지만 그런 때에도 원칙을 갖고 있으면 대응은 가능하다. 원칙은 그렇지만 경찰서로부터 연락을 받게 되면 역시 나갈 것이다. 택시 운전사에게는 돈을 지불하게 될 것이다.

그러나 그런 피할 수 없는 상황과 그런 일은 남편 자신의 책임이라는 사실에 대해서는 자신의 마음 속에다가 확실히 구분해서 생각해 둘 필요가 있다.

따라서 남편이 말짱해졌을 때에 있었던 사실을 정확히 얘기해 두는 것이 중요하다. 다만 그 일로 난처해졌다든가, 부끄러웠다든가, 이제 그런 짓을 하지 말아 달라고 불평하거나 설교해서는 안 된다. 왜냐하면 한번 그렇게 관여해 버리면 남편은 부인의 관심을 되돌리기 위해 또 다시 타인을 끌어들여 문제를 잇달아 일으키는 상황이 계속될지 모르기 때문이다.

지금까지 취하면 돌봐 주어 반드시 의존할 수 있었던 부인이 다소의 일에서는 돌봐 주지 않게 되었다. 그러나 경찰 사건이라도 있게 되면 다시 이전의 의존관계를 되찾을 수 있게 되었다.

그렇다면 그때까지 한번도 경찰보호를 받은 적이 없었던 사람이라도 빈번히 의도적으로 술을 마시고 문제를 일으키는 경우도 얼마든지 있을 수 있다. 그렇게 되면 이제 생활을 같이 해나가는 것 자체를 다시 생각해야 한다. 일시적으로 별거하는 예도 드물지 않다.

그러나 무엇보다도 중요한 것은 오히려 부인 자신의 문제로써 '앞으로도 이 사람과 같이 살 수 있는지 어떤지, 살면서 자신이 말려 들게 되는 것은 아닌지' 등을 다시 한번 검토해야 할 시기라는 것이다.

남편의 술 문제에 일체 관여하지 않기로 결심했다면 상당히 과감한 행동을 취할 필요가 있다. 그렇게 할 수 있다면 반드시 한 만큼의 효과가 남편의 음주 행동의 변화로 나타날 것이다.

알콜 상식

◆ 왜 물보다 맥주를 더 마실 수 있을까?

물보다 맥주를 더 많이 마실 수 있다는 사람들이 의외로 많다. 물은 아무리 많이 마신다고 해봤자 5백cc를 넘기가 어렵지만 맥주의 경우엔 1천cc도 거뜬히 마시는 사람들이 많은 것을 볼 수 있다. 왜 이런 차이가 생기게 되는가? 그것은 바로 몸 안에서 흡수되는 부위가 물과 맥주가 다르기 때문이라 한다. 맥주는 알콜이 포함돼 있기 때문에 위(胃)와 소장에서 흡수하고 물은 대부분 대장에서 흡수되는데 흡수 시간이 많이 걸릴 뿐 아니라 위에 머물러 있는 동안 위에 압박을 주게 된다는 것이다.

이혼한다고 해도 여전히 술을 끊지 못하는 경우, 어떻게 해야 하는가

'이번에도 마시면 이혼한다'고 하는 것은 알콜의존증자의 부인이 흔히 사용하는 방법이지만 이것은 전혀 효과가 없다.

'이혼할테니까'라고 위협해서 자신의 생각대로 남편이 '마시지 않겠다'고 결심하게 하려고 하는 자체가 비뚤어진 인간관계를 형성하게 하는 실체인 것이다.

엄마들은 아이에게 가끔 그런 컨트롤을 하고 있다. 사실 그것도 비뚤어진 관계이지만 아이에 대한 부모의 역할로는 흔한 일이며 어느 시기까지는 허락된다. 그러나 그것을 착한 어른에게 하게 되면 문제이다.

가령 부인일지라도 일단은 타인이라고 할 수 있는 남편의 행동을 자신의 뜻대로 컨트롤할 수는 없다. '이번에 마시면 이혼한다'고 하는 협박이나 거짓말에 대해서는 겨우 '이제 절대로 안 마신다'고 하는 거짓 약속이 돌아오는 것이 고작이다.

따라서 말해도 효과가 없는 얘기라면 하지 않는 편이 좋다. 이때 말이 아니고 오히려 행동으로 '이것은 이제 술을 끊을 수

밖에 없다'고 생각할 만한 상황으로 남편을 몰아 넣는 일에 에너지를 써야 한다.

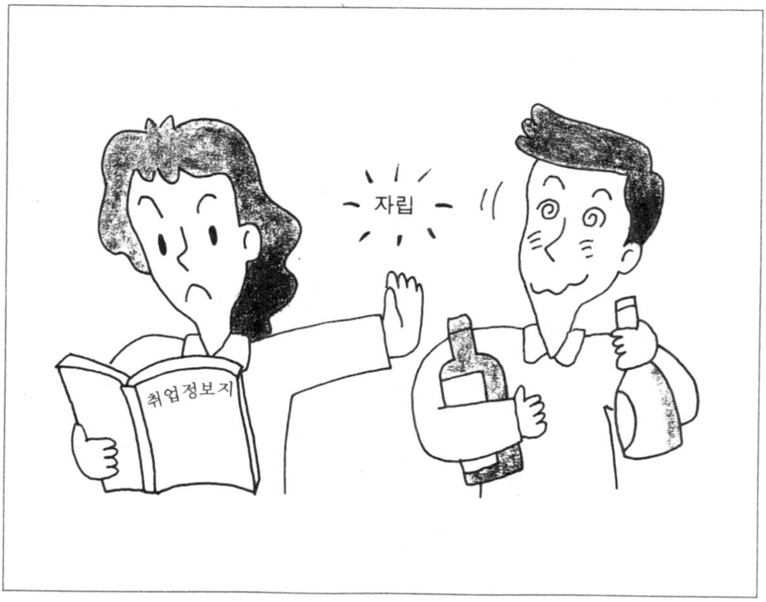

구체적으로 예를 들면 이런 것이다.

남편에게 이혼한다거나 술을 마시지 말라는 등 장황하게 말하고 있을 여유가 있다면 신문 구인란을 잘 보고 부인 자신의 일을 찾기를 권한다.

아니면 취업정보지라도 사 와서 지금 자신이 아르바이트를 하거나 부업을 한다면 어느 정도로 수익을 올릴 수 있을 것인지 계산해 본다.

자신이 혼자 살았을 경우에 생활해 나갈 수 있는지 어떤지를 자신에 입각해서 생각한다는 것 같은 구체적인 대응을 하는 편이 좋다.

혹은 실제로 문의를 해보고 고용해 주는지 어떤지 시험해 본다거나 근처에서 일 하는 것이 아니라면 사는 곳은 어디이고 아이는 어떻게 돌보느냐 하는 문제도 실제로 행동해서 대책을 구체화해 나간다.

만일 지금의 자신의 역량만으로는 도저히 해 나갈 수 없다는 일이라면 남편과 같이 있는 동안에 부업거리라도 잘 찾아 본다든가 기술을 배우는 등으로 자신을 훈련하는 데에 빨리 몰두하는 것이 상책이다. 그런 구체적인 생각과 실천력이 없다면 진짜 해결 방법은 없다.

실제 알콜 치료 상담가와 상담을 하는 사람들 중에서는 그런 충고를 듣고 갑자기 일하기 시작한다는 사람도 많이 있다고 한다. 그리고 대개 좋은 결과를 낳고 있는 것이다.

물론 그 사실과 이혼을 당장 결부시킬 필요는 없다.

그러나 실제로는 지금 얘기한 것 같은 부인쪽의 부지런한 움직임이 남편의 회복 동기에 크게 기여하게 된다고 한다.

말로만 해서는 아무리 해도 안 된다. 필요한 것은 부인 자신의 용기있는 행동이다.

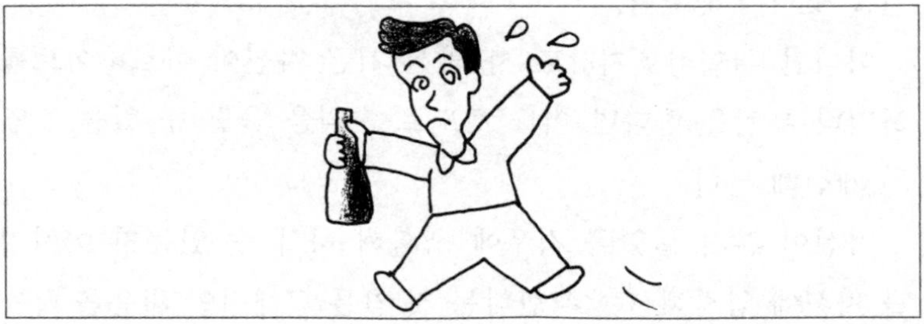

마음만 먹으면 끊을 수 있다고 하는 말은 진짜 거짓말, 믿어서는 안 된다

'마음만 먹으면'이라는 말은 중증인 경우에 주로 하는 표현이므로 이것을 믿고 그대로 치료하려고 해도 무리이다. 듣고 흘리는 수밖에 없다.

지금 문제라고 말했지만 그것은 알콜의존증자에게 공통적으로 볼 수 있는 '자기 과대화'라는 문제이다.

자신의 의지력이나 결단력, 실행력이라는 것에 대한 과대망상적이고 환각적이라고도 할 수 있는 기대가 크게 부풀어 있어 진짜 자신과 훨씬 동떨어진 이상적인 자기에 완전히 사로잡혀 있는 것이다.

본인이 그런 식으로 의지력이든 결단력이든 만능 파워와 같은 것을 믿고 있는 동안은 술을 끊고 생활을 바꾸는 일은 거의 불가능하다.

'자신은 이제 예전의 자신이 아니다. 무력하다'라는 인식이 행동을 바꿔 가는 원점이기 때문이다.

실제는 본인이 과대화한 자기 환상에 젖어서 마셨고 그로

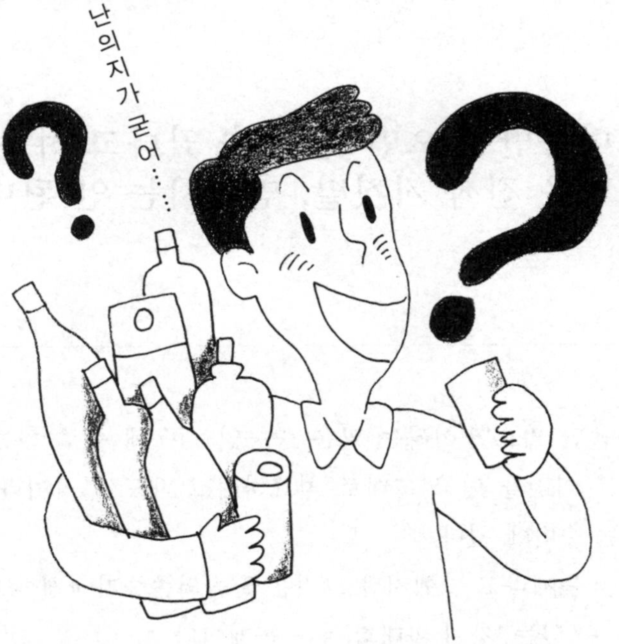

마음만 있으면 언제라도 끊을 수 있다

인해 일어나는 심신·사회적인 장애에 항상 노출되어 있는 동안에 문제가 커지는 경우 그로 인해 스스로 반성하게 될 때를 기다리는 수밖에 없다.

더구나 술뿐만 아니라 과대화한 자신에게 취해 있는 남편의 언동에 일일이 상대하면서 기다리고 있어서는 의미가 없다. 일체 간섭하지 말고 기다린다.

따라서 부인이나 주위 사람은 매우 불안한 상태를 한때 경험하지 않을 수 없게 된다.

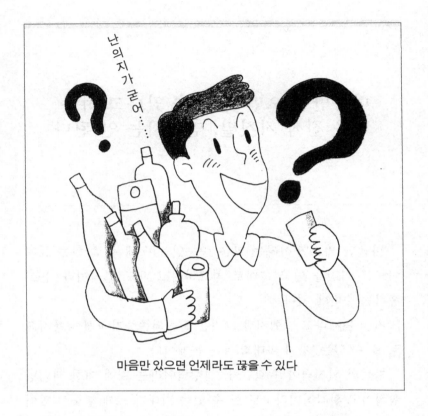

그 불안에 지지 않기 위해서도 자신쪽에서 할 수 있는 일은 한다. 상대가 뭔가 하기를 기다린다는 것이 아니다. 우선 부인 자신의 일을 찾는 것이다. 그렇게 해서 살아가는 힘을 키운다.

그 결과가 가끔은 별거라든가 이혼이 되는 경우도 있다. 그러나 이혼으로까지 가지 않는 사례가 훨씬 많고 오히려 부부 관계가 회복되어서 건강한 가정생활을 영위하는 경우가 많다는 사실은 음주 문제를 해결하는데 참고로 삼을만 하다고 하겠다.

그리고 최근에는 여성 알콜의존증도 많아지고 있기 때문에 입장이 바뀌는 경우도 당연히 있다. 이 경우도 '마음만 먹으면'이라는 것은 알콜의존증자의 가장 흔한 장담이므로 그 말을 들을 필요는 없다.

다만 부부 사이에서 아내가 알콜의존증인 경우 대부분은 부부 사이의 성문제가 계기가 되는 사례가 많이 있다는 것은 사실이다.

즉, 아내의 음주라는 것은 남편을 향한 매우 중요한 SOS 역할을 하고 있다.

따라서 이 경우는 '부부 관계가 어딘가에서 문제를 일으키고 있다'는 얘기가 여성알콜증을 상담한 의사나 카운셀러들의 소견이다.

이것이 겉으로 드러난 문제와 문제를 일으키고 있는 실질적인 원인을 파악하는데 있어서 중요한 차이점인 것이다.

어쨌든 표현할 수 있는 장소를 만든다는 것이 술을 마시느냐 안 마시느냐의 얘기보다 훨씬 중요하다.

겨우 술을 끊었다고 생각하는 순간, 다시 또 마시는 경우에 전망은 없는가

알콜의존증자 가족들에게 필요한 것은 '의존자의 행동에 휘둘리지 않는다'는 것이 제1의 철칙이다.

원래 그들의 음주 행동이라는 것은 갑자기 마시지 않게 되었다고 생각하는 순간, 뒤집어쓸 만큼 마시는 등 큰 폭으로 변화를 나타내는 것이 특징이므로 짧은 기간으로 보아 좋다, 나쁘다, 치료되었다든가 아니라는 견해를 가지는 것은 의미가 없다.

가족은 굳이 의존자의 일거수 일투족에 민감하게 반응해서 기뻐하고 슬퍼하기 쉬운데 오히려 모두 역효과이다.

오히려 '끊었어요. 언제부턴가 안 마시는군요'와 같은 심리적 자세를 유지하는 것이 좋다. '당신은 어른이니까 내가 할 말은 없다, 마실 필요가 있어서 마실 테고 끊는 데에는 그 나름의 이유가 있을 것이다. 당신의 문제이니까 당신에게 맡긴다'고 하는 자세로 냉정하게 대처하는 것이 효과적이다.

좀 더 이상적인 것은 '당신은 옛날 내가 사랑한 사람이다'라

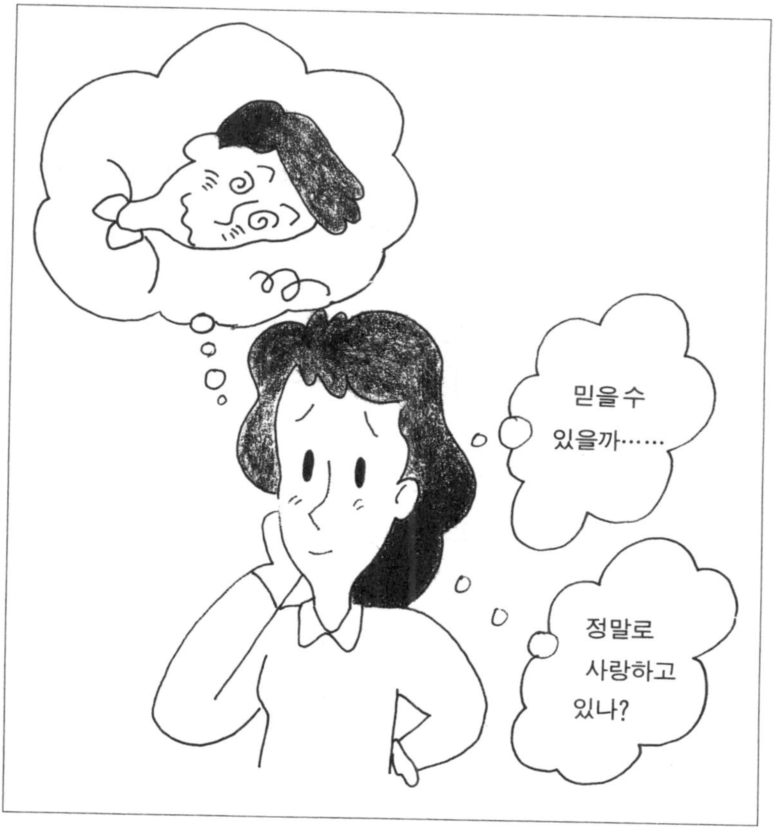

든가 '나는 당신이 충분히 어른임을 믿고 있다'라는 태도가 가장 좋다. 즉 '당신은 그런 문제로 나를 괴롭힐 사람이 아니다'라는 신뢰관계로 대한다. 말할 필요는 없지만 그런 식으로 대하는 것이다. 가족들만이라도 따뜻한 유대관계를 유지하고 훌륭한 어른의 인간관계를 지속해야 한다.

그런 대등한 인간관계가 부족한 데에서부터 문제가 시작된다. 앞에도 얘기했듯이 알콜에 의존하는 것 같은 사람들은 누군가에게 강하게 의존한다는 대인관계상의 버릇을 갖고 있지만 현실의 어른 사회에서는 그렇게 타인에게만 의지하고 있을 수 없다.

의지하고 싶다는 마음은 버림받거나 배반당해서 결과적으로 항상 상처입게 된다. 그렇게 자신을 상처입히는 현실을 보고 싶지 않다는 마음의 작용, 이것을 우리들은 '부인'(否認)이라고 부르는데 부정하는 태도가 사실은 알콜 문제를 일으키는 최초의 시발점이라고 하겠다.

예를 들어 부부관계에 가로 놓여 있는 거대한 문제라든가 생각하면 불안해져 버리는 것 같은 가족내의 문제 등을 생각하고 싶지 않아서 모두 술로 해결하려는 것이다. 따라서 조금이라도 알콜의존증 증세가 개선되었다고 생각되면 그런 본래의 문제를 해결할 기회가 왔다는 식으로 생각하면 된다.

말짱한 남편을 앞에 두고 비로소 '이런데도 부부로 살아야 될지 몰라'라는 얘기를 할 수 있다. 그 흐름 속에서 '당신을 믿고 있다'는 태도를 보여 나간다. 그러나 그것을 할 수 있기 위해서는 근본적으로 '이 남자를 사랑하고 있는가'라고 자문해 볼 필요가 있다. 함께 해 나갈 마음이 없으면 부인은 자기 나름대로의 삶을 생각해야 하는 것으로 얘기는 또 달라진다.

---

* 부인(否認)

불안에 의한 고통이 극단적으로 심할 때 사람은 그 불안에 직면하는 것을 피하려고 해서 무의식중에 심리적 방어기제를 작용시켜 버린다. 이 마음의 메카니즘의 하나에 부정하는 심리가 있다. 어떤 물체가 실재(實在)하는 사실을 알고 있으면서도 무시하는 것이 부인이다. 이것을 계속하다 보면 현실이 안 보이게 된다.

취해서 큰 소리로 떠들어대는 남편 때문에 이웃들과 멀어질까봐 고민하는 경우의 대책

이웃과의 원만한 관계를 유지할 수 없게 된다고 하는 것은 알콜 문제를 가진 가족에게 있어서 상당히 심각한 고민의 하나라고 할 수 있을 것 같다. 실제로 '매우 괴롭다'고 호소를 하는 가족들이 많다고 한다.

보통 이것은 어른의 문제로써만 생각하기 쉬운데 사실은 아이에게도 어른이 상상하는 이상으로 심각한 영향을 주고 있다. 아이들끼리 놀고 있다가 친구를 자기집에 데려 올 수 있느냐 어떠냐는 아이 사회 속에서의 위상을 결정하는 중요한 요인의 하나이기 때문이다.

즉 친구를 자신의 집에 데려 올 수 있는 아이는 지위가 높아진다는 암묵의 구도가 있다.

그런데 알콜의존증자를 부모로 둔 아이들에게는 그것이 불가능하다. 집에 돌아오면 항상 술 때문에 아버지와 어머니가 말다툼을 하고 있다든가 집이 더러워져 있으면 집에 친구를 데려와서 놀 수도 없다.

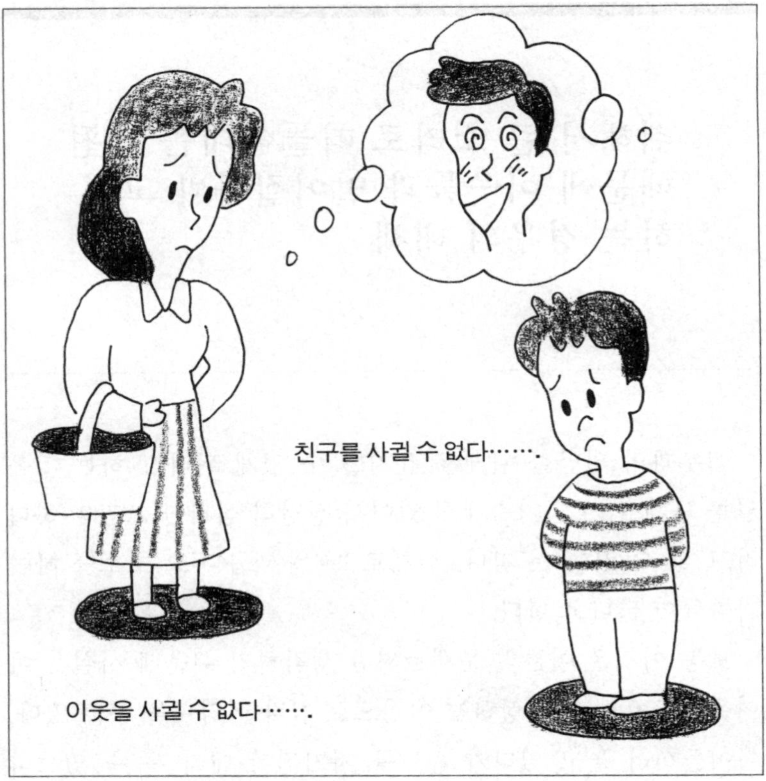

게다가 자신의 집 상황이나 가족 얘기를 있는 그대로 할 수도 없기 때문에 당연히 친구와 노는 자리도 피하게 된다. 이렇게 해서 차차 고립되다가 결국은 아이들의 마음에 큰 상처를 남기게 되어 버린다.

그리고 같은 일은 부부 사이에도 일어난다. 주부간의 사교 중에서는 자신의 남편이나 가족이 어떻다는 화제가 80% 이상을 차지하고 있기 때문에 그 중에서 자신의 집 얘기를 할 수 없게 되면 주부간의 교제로부터 떨어져 나가지 않을 수 없다.

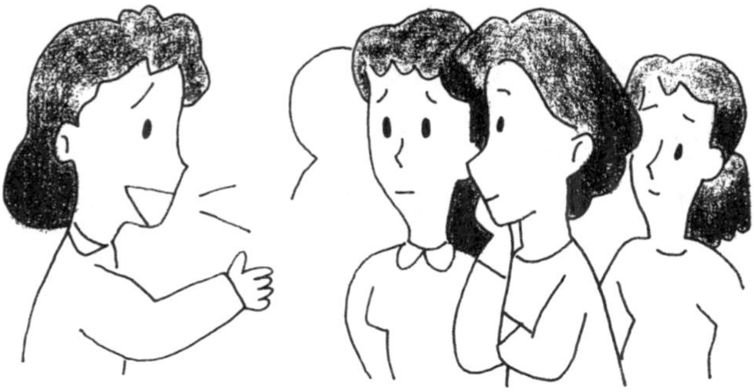

문제를 오픈한다

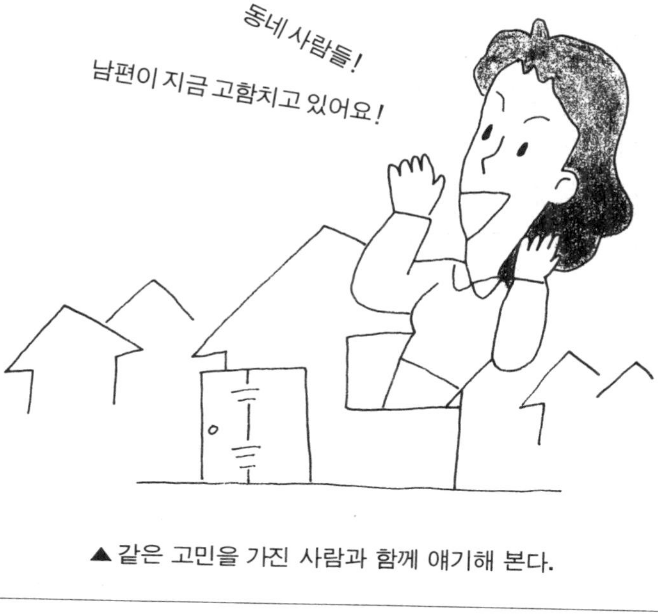

▲ 같은 고민을 가진 사람과 함께 얘기해 본다.

이렇게 해서 아내로서의 인간관계로부터도 점점 고립하여 알코홀릭 와이프의 정서불안을 일으키게 되는 것이다. 이런 사태를 피하는 가장 좋은 처방전은 '문제를 오픈(open)하는 것'.

보통 알콜의존증자의 가족은 세상 이목을 신경쓰기 때문에 남편이 큰 소리를 내면 텔레비젼 볼륨을 높여서 소리를 감추려고 하거나 창문을 닫는다.

그러나 이것은 지금 말한 사회로부터의 고립이라는 문제 외에 알콜의존증자 본인에게 있어서도 좋은 대응이 되어 버린다.

떠들면 자신에게 관심을 보여 준다는 식으로 생각을 하기 때문에 계속 그와 같은 행동을 보이게 되는 것이다.

따라서 이 때, 세상 이목 따위엔 일체 신경쓰지 말고 차라리 과감히 역행동을 취한다. 남편이 큰 소리를 내면 확 창을 열고 '우리 남편은 지금 몹시 화가 나 있어요. 있는 대로 취해서 큰 소리를 지르고 있어요'라고 하거나 '모두들 와서 좀 보세요! 우리 남편이 또 시작했어요'라고 자신의 남편이 알콜의존증자라는 사실을 주위 사람 모두에게 말해 버리는 것이다.

특히 친한 친구들에게는 낱낱이 뭐든 얘기하도록 한다. 실제 이렇게 할 수 있는 개방적인 성격의 부인이라면 남편이 알콜의존증 따위에는 걸리지 않을 것이다. 그렇지 못하기 때문에 문제가 끝없이 퍼져 나가게 된다.

그 결과 부인은 가장 친한 친구와조차 점점 소원해져 버린다. 남편의 일로 자신의 오래된 친구관계까지 무너져 버린다고 해서야 말이 되겠는가?

그렇게 어리석은 일이 없으니까 이제부터는 꼭 개방적으로 문제를 해결하기 바란다. 만약 그럴 수도 없다면 자신과 같은 고민을 가진 사람들과 얘기를 해보도록 한다.

그런 사람들과 얘기하다 보면 자신만 힘든 게 아니라는 것과 남들은 알콜 문제를 어떻게 해결하는지, 정보도 얻게 될 것이고 무엇보다도 속으로 끙끙 앓고 있던 사람도 시원하게 털어놓을 수 있게 됨으로써 부인의 '알콜홀릭 와이프 신드롬'도 예방할 수 있을 것이다.

이렇게 해서 개방적으로 문제를 해결해 나가는 연습을 하는 동안에 자연히 마음이 해방되어 지금까지 남에게 얘기한 적도 없는 자신의 진짜 고민을 숨김없이 조금씩 얘기할 수도 있게 된다. 그렇게 하다 보면 자신도 모르는 사이에 이웃 사람들에게 오픈한다는 과제도 스무드하게 해결할 수 있게 될 것이다.

중요한 것은 부인 자신이 우선 변하는 것이다. 이것이 남편을 바꾸는 첫걸음이라는 사실을 잊지 않도록 한다.

알콜 상식

◈ 같은 양의 물과 맥주를 마신다면 좀 더 자주 소변을 보는 쪽은 어느쪽?

맥주의 경우 체내 흡수가 빨라 소변을 통해 빨리 배출시킬 수 있다고 한다. 물에 비해 많이 마실 수 있는 이유도 여기에 있는데 한 실험 결과에 따르면 맥주를 마신 사람이 같은 양의 물을 마신 사람보다 5배나 자주 소변을 본 적이 있었다고 한다.

취한 남편의 폭력이 무서워서 또 술을 사다 주게 된다. 경찰을 불러야 하나

알콜의존증자의 폭력의 바탕에는 상처입은 '질투감정'이 있다.

그러나 사정이야 어쨌든간에 단적으로 말해서 폭력은 일체 허용해서는 안 된다. 그래도 계속 폭력을 휘두른다면 경찰을 불러야 한다. 경찰을 부르는 일은 조금도 부끄러운 일이 아니다.

다만 왜 폭력을 휘두르느냐 하는 문제는 짚고 넘어 가야 할 사항이다. 보통 사람이 화를 내는 이유는 뭔가 부족한 것이 있다고 해서 그 부족 자체 때문에 화를 낸다기보다도 자신이 차별받고 있다거나 불공평하다고 느끼기 때문에 화를 내는 것이다.

알콜의존증자의 분노가 폭발할 때라는 것은 대부분의 경우 아내가 자신에 대해 불공평하기 때문에 화를 내고 있다. 그렇다면 무엇에 대해 불공평하다고 느끼는 것일까?

그의 눈에는 아내가 다른 사람을 사랑하고 있다고 비치고

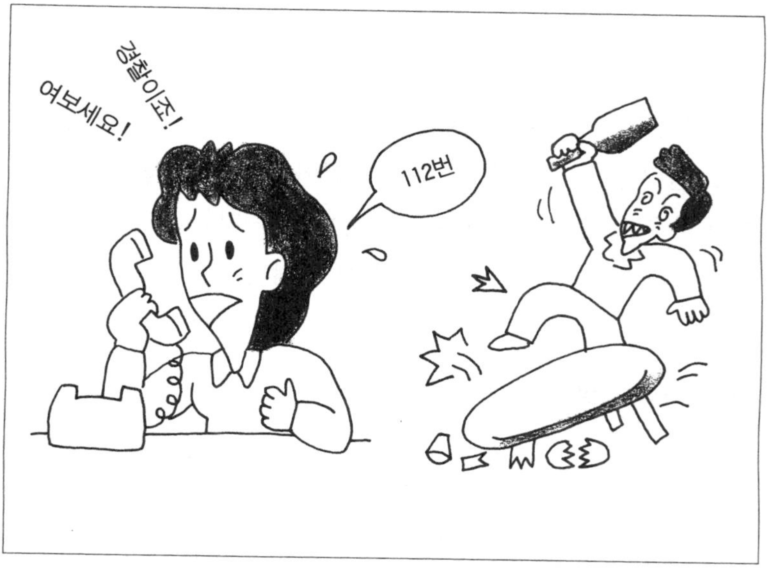

있다. 그 사람과 비교해서 자신이 차별받고 있다고 해서 화를 내고 있다. 즉 '질투 망상'*에 사로잡혀 있는 것이다.

이 분노는 극단적인 데까지 상승해 가기 때문에 말로 그렇다고는 하지 않지만 아내 자신도 남편의 그런 질투 감정이라는 것은 알 수 있다. 사실 자신은 바람 한번 피우지 않았고 또 제3자가 보아 바람 따위 전혀 생각할 수 없는 것 같은 아줌마라도 말이다.

그런 경우 아내쪽이 왠지 기분이 좋지 않게 된다. 따라서 '적어도 술 정도는 사와서 달래자'고 하게 된다. 그렇게 하면 거기에서 남편의 폭력과 그 극복법에 대한 일종의 암거래적인 균형 관계가 완성되는 것이다.

이렇게 해서 남편쪽은 마치 자신이 아내를 컨트롤하고 있기

나 한 듯한 환상을 계속 품을 수 있다.

이 아내에 대한 질투감정은 사실 아내 자신이 가진 사회적 능력이나 사교성 등에 의해 생겨난 것이다. 그러나 남편으로서는 그런 사실은 의식화할 수도, 언어화할 수도 없기 때문에 바람 피우고 있을 것이다라는 표현을 하는 것이며 본인도 정말로 외도를 믿고 있는지 어떤지 확실치 않다.

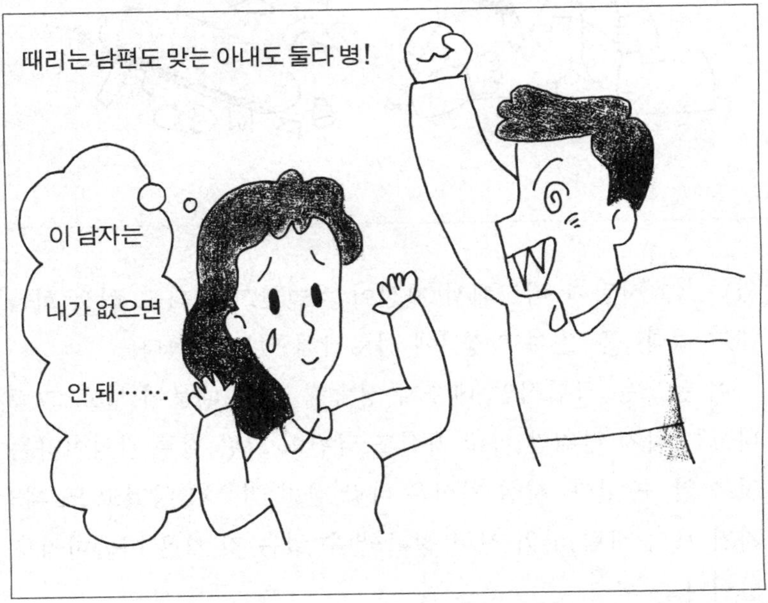

남편이 정말로 문제로 삼고 싶은 것은 자신의 무능력과 반비례해서 눈부신 아내의 사회적인 능력에 대한 질투 감정이다. 따라서 아내는 자신의 능력, 자신에게 능력이 있다는 사실에 대해 이유없이 미안하다는 기분이 되어 버리는 것으로 사태가 여기까지 오게 되면 이제 정말로 어쩔수 없게 된다. 다만 맞아서 아프기 때문이 아니라 아내쪽에서 합당한 이유도 없이 부담감을 갖고 있게 된다.

한편 남편은 아내에게 바보 취급당한 듯한 기분이 되어 이유없이 상처 입은 감정을 갖게 된다. 취해서 폭력을 휘두른다는 행동의 바탕에는 이런 복잡한 감정의 문제가 있음을 아내야말로 제대로 인식하고 있어야 한다.

□ 최초의 폭력을 허용해서는 안 된다

그런데 위에서 설명한 아내들의 경우를 알콜 상담가들은 '배터드 와이프(battered wife)', 즉 '맞는 아내'라고 부른다. 이 배터드 와이프라는 말은 지금 미국 정신의학에서는 중요한 낱말의 하나로 자리매김되어 있다고 한다.

또한 최근에는 '배터링 릴레이션쉽(battering relationship)'이라는 말이 특히 주목받고 있다. 번역하자면 '때리고－맞는 관계', 즉 계속해서 맞는 아내 그 자체도 병적인 것은 물론이거니와 계속해서 때리는 사람도 병이라는 뜻으로 '관계를 통한 병'이라는 것이다.

그렇게 생각하고 다시 보면 알콜 문제 이외의 경우라도 배터드 와이프의 문제는 여기 저기에 볼 수 있다. '배터드 와이프 신드롬을 어떻게 할까'라는 문제는 어쨌든 멀지 않은 시기에 사회적인 문제가 될 것으로 생각한다.

어쨌든 이런 학대－피학대적인 관계는 한쪽만으로는 성립할 수 없는 것이다. 배터링 릴레이션쉽을 필요로 하고 있는 듯한 아내의 태도(필요로 하고 있다는 말은 지나칠지도 모르지만), 그것을 용인하는 아내의 태도가 문제이다.

알콜에 의존하는 사람에게는 자기 과대성의 경향이 있음은 계속 설명해 왔지만 이 경우에는 아내 자신의 자기 과대성이 문제가 된다.

'이 남자는 내가 없으면 안 돼. 그나마 내가 있어서 이 정도로라도 살 수 있어.'라는 식으로 매우 비현실적으로 자신의 능력에 대해서 믿고 있는데 이런 비현실적인 착각이 배터드 와이프를 만들고 있다. 이 믿음으로부터 '그만큼 때릴 정도로 나를 사랑하고 있다'는 억지 안도감을 이끌어내 결국은 정말로 비참한 생활을 지속하게 된다.

그럼 어떻게 해야 하는가? 요점은 배터링 릴레이션쉽이 완

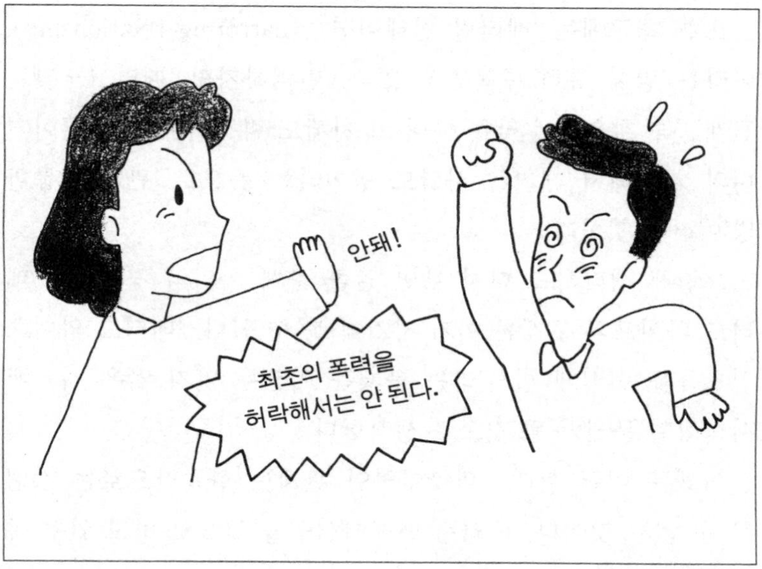

전혀 굳어지고 나서는 치료하려고 해도 거의 무리. 분명히 말하자면 그렇게 한 결과는 별거나 이혼밖에 없다.

따라서 최초의 폭력을 허락하지 않는다는 결연한 태도를 취하는 것이 이 배터링 릴레이션쉽에 말려들지 않기 위한 최대의 포인트가 된다. 따라서 현재 남편이 술에 취하게 되면 매맞는 아내들은 지금부터라도 절대 늦지 않으니까 "때리면 안 돼요. 당신!"이라는 얘기를 진지한 눈빛으로 얘기하도록 한다.

그래도 계속 때리는 것 같으면 당장 경찰에 신고한다. 폭력에는 절대 굴복하지 않는다는 것을 행동으로 보인다. 그 다음으로 남편이 취중에 한 일에 대해서는 반드시 책임을 지게 한다는 자세를 일관되게 유지하는 것도 중요하다.

---

* 망상

근거가 전혀 없는 잘못된 판단에서 생긴 주관적이고 병적인 확신을 말한다. 사실의 경험이나 타인의 설득에 의해서도 쉽게 그 확신은 고칠 수 없다. 확신의 내용에 따라 '피해망상', '과대망상' 등이 있다.

알콜 상식

❖ 술과 담배를 함께 하는 경우의 결과는?

남자들의 경우, 술을 마시면서 담배를 함께 피우는 경우가 많이 있다. 이런 경우 과연 몸이 받는 장애는 없을까? 최근의 한 연구보고에 따르면 알콜과 니코틴의 상승 작용으로 인해 술만 마실 때보다 청각 기능에 더 큰 장애가 올 수 있는 것으로 나타났다고 한다. 즉 술과 담배를 동시에 즐기는 사람은 두 배로 신체에 위해(危害)를 가하고 있다고 해야 할 것이다.

남편에게 술을 끊어야 한다고 말을 하려면 언제가 적당할까

본인의 치료에 들어가기 전에 먼저 알콜 문제로 의사들한테 상담하러 가는 것은 거의 가족이다.

그때 본인이 함께 오는 예는 거의 없지만 상담의사들 또한 본인을 당장 데려오라고는 하지 않는다고 한다. 오히려 본인의 등장은 가능한 한 뒤로 미루고 그동안 '가족 개입'*이라고 해서 가족에 대한 원조와 지도에 집중한다는 것이다.

상담의사들의 지도 과정은 이렇다.

먼저 '알콜의존증이란 어떤 병인가'를 자세히 설명한다. 이 병의 원인이 되고 있는 것은 인간 관계의 장애로 사실은 아내 자신이 이 관계장애를 거들고 있다는 사실을 주지시키고 따라서 부인 스스로의 심리적 회복이 남편 회복의 제일보가 되는 사실 등을 차분히 얘기하면서 본인보다 먼저 '부인의 변화'의 중요성을 이해시키는 절차를 거친다고 한다.

동시에 상담의사들은 남편의 알콜 문제로 속을 끓이고 있는 부인에게 '본인이 계속 술로 괴로워하는 모습을 보는 것은 당신으로서도 괴로울테니까 그가 자기 스스로 술을 끊든가 만일 끊을 수 없다면 남편이 빨리 치료에 들어갈 수 있도록 함께 노력하자'고 얘기를 진행시킨다.

그리고 부인은 상담의사에게 배운 지식을 본인 이외의 가족 전원에게 전달해서 아버지가 알콜의존증이라는 병에 걸려 있다는 사실을 확실히 이해시키도록 한다. 이렇게 해서 본인을 제외한 가족 모두가 문제를 공유하는 것이다. 이것은 간단한 것 같아도 사실은 제법 힘든 일이다.

예를 들면 '어머니가 매정하니까 아버지가 술을 마시게 되는 거예요'라고 말하는 아이가 생긴다. 특히 사춘기가 조금 지나서 20대에 접어든 장녀는 흔히 그런 말을 한다. 갓 스무살이 될 즈음의 딸이란 원래 모친에게 비판적이고 부친과는 마음상으로 연결되어 있기 때문에 '나 같으면 그렇게까지 시키지 않아요'라고 모친을 질책한다. 이것은 흔히 있는 관계이다.

그러나 그때도 그 아이가 이해할 수 있을 때까지 어쨌든 끈기 있게 설득해서 문제를 함께 해결하기 위해 노력해야 할 것이다.

□ 본인 자신을 '문제'에 직면시켜 금주(禁酒)로 이끌기 위한 3가지 중요한 말

그리고 가족 전체가 '아버지의 술을 끊게 하자'는 분위기가 형성되면 그때 비로소 남편의 기분이 좋을 때를 가늠해서 '여보, 잠깐 얘기를 들어 주세요'라고 한다. 이것을 컨프론테이션

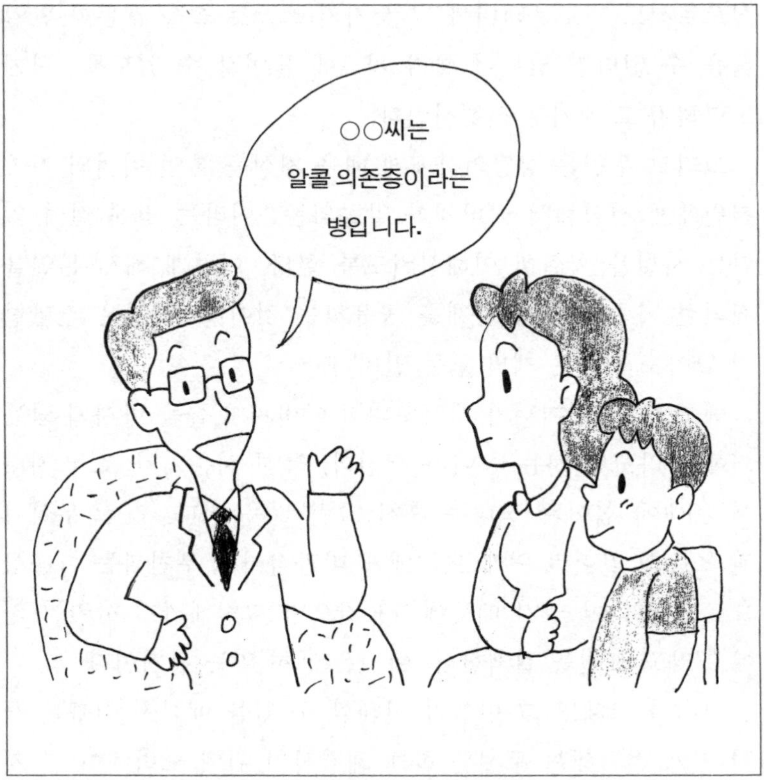

(confrontation)이라고 한다. 문제에 직면시킨다고 할까, '당신에게는 지금 이런 문제가 있어요'라고 전하는 것이다.

이때 '당신은 이런 이런 나쁜 짓을 했잖아요. 그러니까 술을 끊으세요'라고 하게 되기 쉬운데 이래서는 의미가 없다. 중요한 것은 따뜻한 분위기에서 가족 전체가 남편(부인의 경우) 혹은 아버지(자녀들의 경우)를 사랑하고 매우 소중히 생각하고 있다고 해야 한다. 그렇게 얘기하는 한편 '술만 마시는 남편 혹은 아버지와 함께 있는 것은 우리들은 더 이상 참을 수 없으니

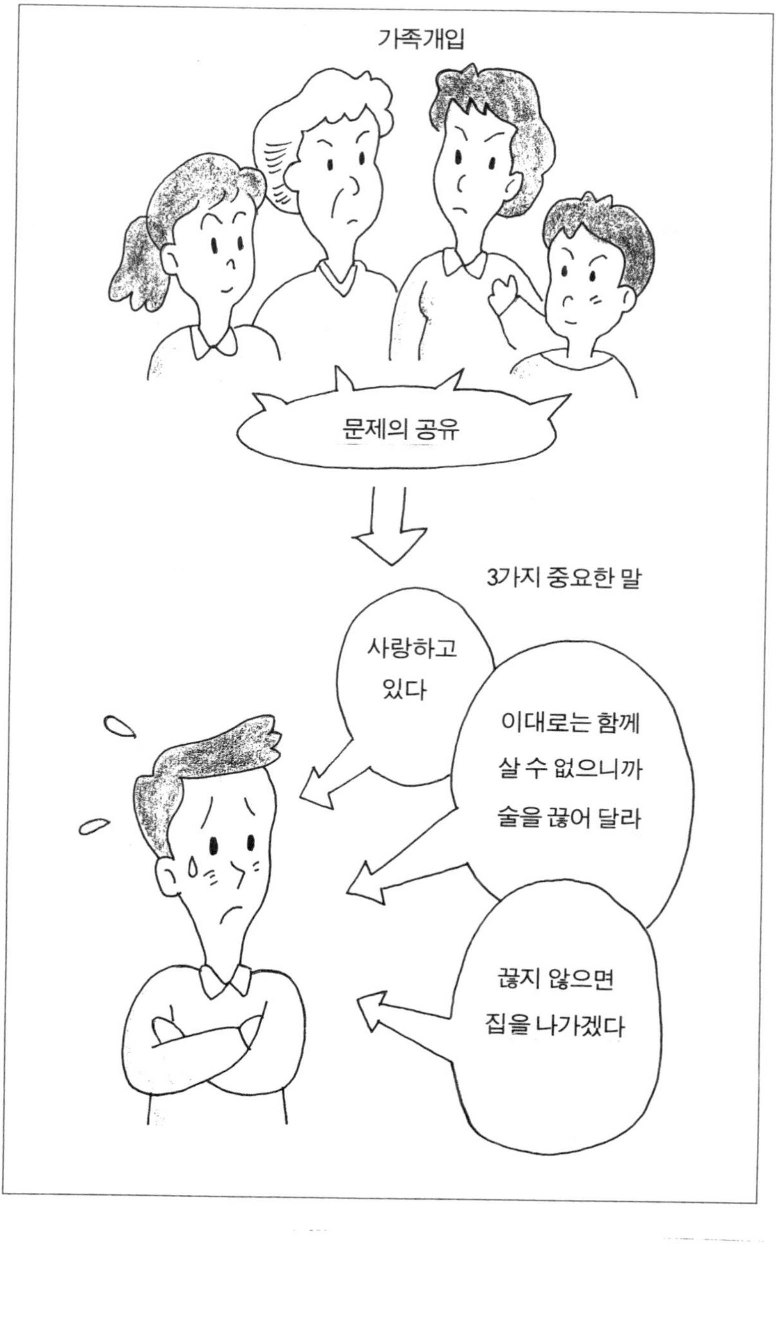
가족개입
문제의 공유
3가지 중요한 말
사랑하고 있다
이대로는 함께 살 수 없으니까 술을 끊어 달라
끊지 않으면 집을 나가겠다

까 술을 끊어 주세요'라고 한다. 더욱이 '술을 끊을 수 없으면 우리들은 이 집에서 나가는 수 밖에 없다'고 덧붙인다.

이렇게 반드시 3가지를 정확히 전달해야 한다. 첫번째 얘기가 '사랑하고 있다', 두번째가 '이대로는 함께 살 수 없으니까 술을 끊어 달라', 3번째가 '술을 끊지 않으면 이 집을 나간다'이다.

이 경우, 누구나 항상 얘기하는 두번째만으로 안 되고 첫번째와 세번째를 동시에 얘기하는 것이 특히 중요하다. 더구나 세번째는 일단 말한 이상 꼭 실행해야 하므로 예고를 하기 전에는 반드시 피신처나 갈 곳을 반드시 확보해 둘 필요가 있다.

이런 것도 포함해서 준비를 조금씩 해 가는 일이 조금 아까 말한 가족개입이다. 이 가족 개입이 성공하면 본인이 정신병 등의 특별한 병을 갖고 있지 않는 한 반드시 좋은 결과가 나온다. 가령 그 자리에서는 화내고 일어섰다고 해도 다음날부터 술을 마시지 않게 되거나 혹은 '일전에 권유한 의사한테 가 볼 테니까 장소를 가르쳐 달라'는 식으로 변한다.

'좋은 타이밍을 찾아내는 방법'은 이런 것이다. 이 점을 염두에 두고 먼저 부인이 충분한 지도를 받는 일부터 시작해야 한다.

＊가족 개입

문제를 가진 가족에 대한 상담의사들의 원조·지도를 말한다. 알콜 문제에서는 문제 자체를 최초로 자각하는 것은 음주자 주위에 있는 가족, 친구, 직장 동료 등이다. 그로 인해 본인의 치료 전 단계로써 그 주위에 있는 사람들에 대해 병의 이해나 대응방법 등에 관한 개입이 이루어진다. 이것을 초기 개입이라 부른다.

남편이 금주(禁酒) 모임이나 병원에 상담하러 가는 것을 꺼리는 경우, 어떻게 해야 하는가

이것도 흔히 있는 일이지만 지금까지 계속 집에 있던 부인이 갑자기 부지런히 어딘가에 나가게 되었고 술 마시는 방법에 대해서도 잔소리하지 않게 되었다고 하는 형태로 가족들의 대응이 눈에 띄게 달라지면 알콜의존자의 주량이라는 것이 일시적으로 늘어난다.

취해서 폭력을 휘두르던 사람이라면 그것이 점점 더 고조되는 경우도 있고 또 의사에게 상담하러 가거나 금주를 위한 모임 등에 나가려고 하는 부인을 노골적으로 방해한다는 구체적인 행동을 취하는 사람도 있다.

왜 이런 일이 일어나는가? 그것은 알콜의존증 본인이 자신에게 있어서 편리했던 이전의 상태, 즉 가족이 자신을 중심으로 생활했던 매우 편했던 환경을 다시 한번 되찾으려고 하기 때문이다.

이런 경우 가족으로서는 그 되찾으려는 노력에 대하여 절대로 응해 줘서는 안 된다. 즉, 주량이 늘든 줄든 일일이 신경쓰지 않는다는 것이 가족이 취해야 할 태도의 철칙이다.

오히려 주량이 늘어났다는 사실은 부인이 실천하고 있는 대응책에 남편이 반응하고 있는 좋은 결과로 받아들여서 끈기 있게 자신이 나가던 모임이나 상담처에 계속 다닌다.

남편의 알콜의존에 관한 회복을 위해서 첫걸음으로써 빼놓을 수 없는 순서의 하나로 생각하고 일단 시작한 일은 중단하지 말고 계속하도록 한다.

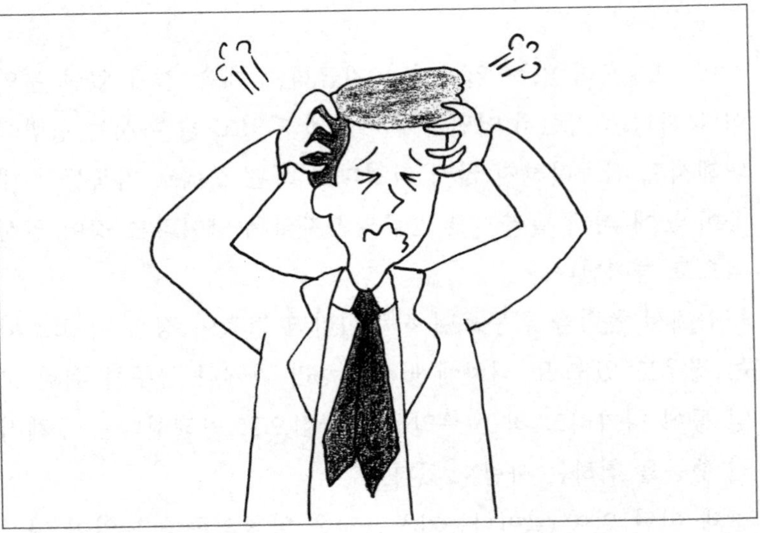

그렇게 하면 결국 남편은 '술을 딱 끊고 다시 한번 시작하느냐' 아니면 '좋아하는 술이나 원하는 만큼 마시다 죽느냐'라는 양자 택일의 결단을 내리지 않을 수 없게 될 것이다.

이때 중요한 점은 '부인 자신이 그런 모임이나 단체, 상담소에 다니며 정말 즐거운가'하는 것이다. 만일 즐겁지 않다면 당장에라도 그만두고 좀 더 다른 즐거운 모임을 찾는 편이 좋다.

알콜 문제 상담소나 금주를 위한 모임 등에 가족이 참가하는 진짜 목적은 가족전원이 알콜 문제를 통해 자기 자신을 재발견하는 데에 있다.

같은 고민을 가진 사람들의 얘기를 듣거나 전문가의 조언을 통해 자신의 문제를 생각하는 힌트를 찾아간다.

그 반복 속에서 불안한 마음이 진정되거나 자신감이 생길 수도 있으며 더 나아가 자심감이 회복되어 나간다.

따라서 남편을 위해 억지로 다니고 있다는 의식으로는 효과가 없다. 자기 자신이 '가길 정말 잘했다', '금주모임에 나가면 안심이 된다'고 하는 마음을 가질 수 있어야 하며 그런 모임(정신적 위안이 되는 동시에 남편의 알콜 문제를 해결하는데 도움이 되는)을 찾아서 '자기 자신을 위해서' 계속 다니는 것이 중요하다. 그런 모임은 꼭 공공적인 성격이 아니더라도(일종의 종교 모임) 정신적 불안을 해소하는데 도움이 될 수 있다.

알콜 상식

❖ 지나친 음주는 우울증을 유발한다

최근 들어와 밝혀진 사실이지만, 매일 소주 반병 이상 마시는 사람들과 같이 지나치게 음주를 한다면 우울증을 겪을 수 있다고 한다.

알콜은 뇌에서 신경전달물질인 노르아드레날린의 분비를 억제시키는 작용을 한다는데 이 신경전달물질의 감소가 우울증을 유발한다는 것이다.

금주(禁酒)치료를 하게 되면 정말로 알콜의존증은 치료되는가

알콜의존증자 소위 '알콜중독'이라고 불리는 사람들은 마시기 시작하면 그치지 않는다는 매우 곤란한 '버릇'을 갖고 있는 사람들이다.

원래는 자신이 컨트롤할 수 있었던 술을 마신다는 행위가 어느 사이엔가 그 컨트롤을 훨씬 넘어서 과잉이 되고 더구나 몸에 나쁜 줄 알면서 그것을 매일 반복하게 되어 버린다. 이런 상태를 우리들은 '기호벽(嗜好癖)'이라고 부른다.

알콜의존 이외의 기호벽적인 습관으로써는 과식벽, 도벽, 방화벽, 도박벽, 일련의 성도착, 약물의존 등을 들 수 있다. 또한 수집벽이나 일에 대한 과도한 몰입 등도 일종의 기호벽 행동이라고 해도 좋을지 모른다.

이런 기호벽 행동이 의료적인 치료로 치료되느냐 아니냐 하는 성질의 문제가 아니라는 것은 알고 있을 것이다. 본래 버릇이라는 것은 푹 빠지든가 아니면 스스로 지겨워져서 그만두게 되든가 하는 두 가지밖에 없기 때문이다.

따라서 상담 의사들의 입장은 '버릇을 없앨 수 있다. 다만 방심하면 다시 나타난다'고 하는 대답밖에 할 수 없다고 한다. 좀더 솔직하게 표현하자면 '알콜의존증은 회복은 있지만 치유는 없는 병이다'*라는 얘기가 된다.

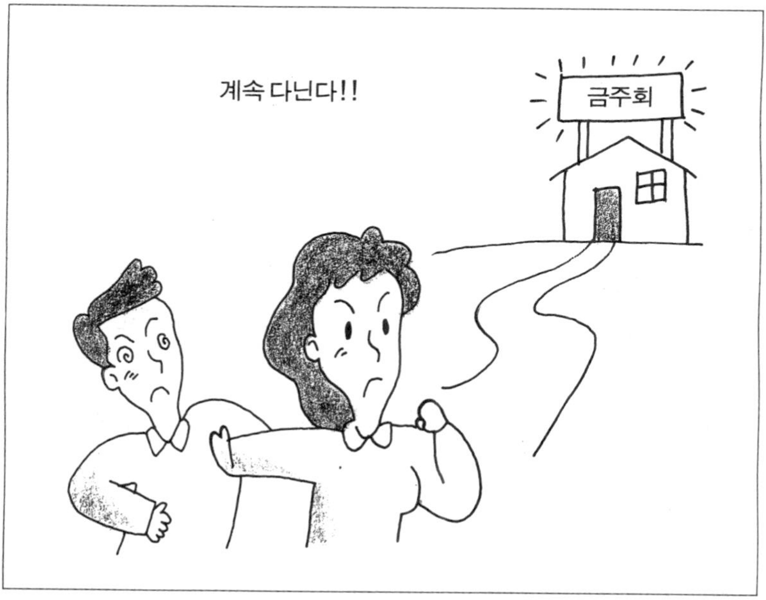

요컨대 알콜의존증은 '습관병'이라든가 '생활 습관에 따른 병'*이라는 당뇨병이나 고혈압 등과 같은 타입의 병이라고 해도 좋다.

예컨대 당뇨병은 당뇨병에 걸리기 쉬운 선천적인 소질을 갖고 있는 사람에게 과식, 과음, 운동부족이라는 나쁜 생활습관이 원인이 되어 일어나는 병이다.

다만, 이 병은 한번 발병해도 과식으로 대표되는 나쁜 생활 습관을 고치고 '스스로 생활을 잘 컨트롤해' 나가면 건강한 사람과 별 차이가 없는 일상생활을 보낼 수 있다.

그러나 선천적인 소질은 치료가 불가능하므로 당뇨병이 완치되는 경우는 극히 드물며 방심하고 과식하거나 과음하면 곧 악화해 버린다.

알콜의존증도 이것과 완전히 똑같다. 회복을 위한 치료로써는 우선 '자신은 알콜에 맞지 않는 체질이 된 사실'을 확실히 인식할 것. 그 다음에 '어떻게 하면 금주를 계속할 수 있을까'를 생각한다. 더구나 어디까지나 본인의 문제로써 생각하고 본인의 책임으로 실행해 나가는 것이 포인트이다.

다만 치료에 있어서는 일정 순서가 필요하기 때문에 그 부분에 대해서는 전문 알콜 상담소나 병원의 의사들이 도와준다. 그러나 어디까지나 도와줄 뿐이고 회복할 수 있느냐 어떠냐는 개인의 의지 나름임을 잊지 말아야 한다.

＊ 알콜의존증에 치료는 없다

알콜의존증이란 반복되는 음주행동의 결과, 체질이 변해 버려서 일종의 '알콜 알레르기' 상태가 되어 버린 것이라고 생각할 수 있다. 일단 이 알레르기 체질이 되어 버리면 몸이 그것을 느끼고 있기 때문에 몇년 술을 끊고 있어도 한 방울만 들어가도 곧 알레르기 반응을 일으켜 버려서 마시지 않을 수 없다는 악순환이 형성된다.

＊ 습관병(생활 습관에 따른 병)

병의 발병이나 경과가 식사나 운동 등 그 사람의 매일의 생활습관(라이프스타일)에 크게 영향을 받는 병을 말한다. 치료는 그 병의 원인이 되고 있는 나쁜 습관을 고치는 것 외에는 없다.

금주 치료를 위해 병원에 입원하면 갇히게 된다는데 사실인가

'병원에 가면 열쇠를 잠그는 병동 속에 갇히는 것이 아닐까.' 알콜의존증자 본인은 물론 그 가족 모두도 흔히 이런 의심을 품는 것 같다.

아마 '알콜의존증은 병원에 입원해서 치료하는 것'쯤으로 생각하고 있기 때문이겠지만 사실은 오해이다.

같은 정도, 같은 징후를 보이는 알콜의존증자들을 자세히 추적, 조사해 본 결과 입원했을 경우보다도 오히려 통원치료쪽이 확실히 치료 효과면에서 월등했다는 데이타가 많이 보고되고 있다.

따라서 알콜의존증은 우리가 생각했던 것과 달리 반드시 입원해서 치료하지 않아도 된다.

하물며 열쇠가 걸리는 폐쇄병동 따위에 갇히는 것으로 오해하여 걱정할 필요는 전혀 없다.

알콜의존증자에게 입원치료가 필요한 것은 다음의 4가지 경우뿐이다.

그 첫째는 고령자의 경우이다.

장기간 대량의 음주를 계속해 온 사람이 술을 중단하면 알콜 금단증상(정확하게는 퇴약증상)으로써 여러 가지 신체증상이 나타난다.

고령으로 체력이 쇠약해져 있는 사람의 경우는 이 퇴약증상(退藥症狀)이 생명의 위험으로 이어지는 경우도 있으므로 만전의 대응을 할 수 있는 병원에서 술을 끊게 해야 한다.

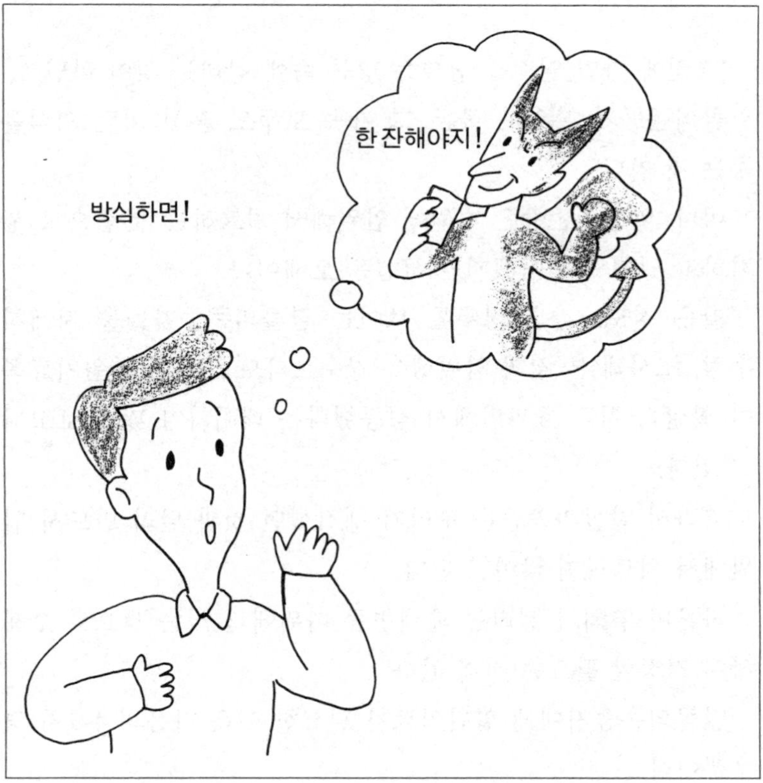

둘째로는 고열이 있는 경우이다. 알콜의존증의 사람은 몸의 면역기능이 저하해 있기 때문에 사소한 감기로 곧 폐렴을 일으켜서 발열하기 쉽고 또 퇴약증상에서도 가끔 고열이 난다. 이 퇴약증상으로 인한 발열과 감염증에 의한 발열로 나타나는 감염증이나 퇴약증상의 치료를 위해 입원이 필요해진다.

셋째는 알콜에 의한 매우 강한 신체증상을 볼 수 있는 경우이다.

예를 들면 식도정맥류(食道靜脈瘤)*의 파열로 인한 토혈(吐血)을 볼 수 있다.

또한 '웨르닛케 코르사코프증후군'*으로 인한 뇌신경증상이 강해 안구를 자유롭게 움직일 수 없거나 상체가 부들부들 흔들리기 때문에 앉는 위치가 불안하고 혈압도 내려가 있는 위독한 증상이 있는 경우가 나타난다. 혹은 대퇴골두괴사(大腿骨頭壞死)라고 해서 대퇴골의 골두가 못 쓰게 되어 버리는 병이 있는 경우 등에는 절대적으로 입원이 필요하다.

그리고 넷째는 퇴약증상으로써의 정신 증상이 심한 경우이다. 예를 들면 알콜 섬망(譫妄) 상태에 빠졌기 때문에 집에 불을 지른다든가 흉기를 들고 돌아다닌다거나 아니면 반대로 '무섭다, 날 죽이려 한다'고 경찰서로 뛰어들어온다거나 하는 식으로 조금 상식선을 벗어난 행동을 볼 수 있는 것 같으면 그때는 '보호'하지 않을 수 없는 경우로 입원이 필요해진다.

이상과 같은 경우에는 증상에 따라서 내과나 외과의 혹은 정신과의사의 관리 하에 우선은 지금 든 것 같은 신체증상의 구급적인 치료를 받는다. 이런 신체적 치료나 긴급보호가 일단

끝난 후에 알콜의존증 그 자체 치료에 들어 가게 된다.

그런데 지금 우리나라 정신의료의 현상을 보면 많은 알콜의존증 환자는 보통 정신분열병이나 우울병 등의 환자와 같은 정신병원의 같은 병동에 입원하거나 혹은 같은 외래 진료로 치료를 받고 있다.

□ 알콜의존증 치료의 4단계

치 료 단 계	목 표
제 1 단계 (초기개입기)	가족내 위기에 대한 대응, 음주자 본인의 치료를 시작하기 위한 가족교육
제 2 단계 (신체치료기)	해독, 퇴약증상군의 관리, 기호벽에 관련한 신체 증상의 치료
제 3 단계 (기호벽행동 수정기)	기호벽 행동의 수정, 교육적·계몽적 정신요법, 환경요법
제 4 단계 (사회복귀기)	기호벽으로부터 회복유지와 철저, 인간관계의 왜곡된 부분 회복

그러나 알콜의존증의 치료에는 병의 본질에 입각한 전문 교육적 치료가 필요하다고 하겠다.

그렇지만 아직 그 종류의 의료기관이 매우 한정되어 있는 실태에서는 가족이나 본인이 자신의 힘으로 알콜 치료를 하고 있는 의료기관의 정보를 수집하여 조금 더 적극적인 치료를 받을 필요가 있다.

✻ 식도정맥류

알콜로 인한 간장장애가 진행하면 간장을 지배하고 있는 혈관(문맥)의 혈류가 나빠져서 문맥압이 상승하여 식도의 바이패스 정맥에 평상시 이상의 대량의 혈액이 단숨에 흘러 들어가는 경우가 있다.

그 때문에 이 바이패스 정맥의 혈관이 혹같이 부풀고 때로 이것이 터져서 피를 토하게 되거나 하혈 등의 대출혈을 불러 일으킨다.

✻ 웨르닛케 코르사코프(Wernicke's-Korsakov) 증후군

장기간, 끊임없이 대량의 알콜을 계속 마심으로써 일어나는 뇌의 장애. 안구를 마음대로 움직일 수 없는 눈에 관련된 증상이나 몸이 후들거려서 설 수도 앉을 수도 없게 되는 '실조증상', 기억력의 저하, 헛소리, 지각상실 등의 정신증상을 볼 수 있다. 비타민 B군의 결핍이 지적되고 있다.

알콜 상식

◈남편의 술자리는 보호되어야 하는가?

밤 11시무렵이면 일을 끝낸 A씨(35세, 시내 버스 운전사)는 직업상 주 2~3회, 회사 근처의 포장마차 등에서 하루의 피로를 풀곤했다. A씨는 이미 93년에 B씨(30세)와 결혼한 상태였다.

사건은 결혼한 지 3개월 무렵에 일어났다. A씨는 그날 회사일로 다소 과음을 하게 됐고 집에 돌아가서는 아내인 B씨와 심한 다툼을 하게 됐다. 그 다음날 B씨는 남편이 과음하는게 회사동료들 때문이라고 판단하고 남편의 퇴근시간에 맞춰 회사 근처로 찾아가 남편과 동료들의 술자리를 덮쳤는데 욕설과 함께 술잔에 침을 뱉기도 했다. 남편은 더 이상 함께 살 수 없다고 이혼청구소송을 냈고 이에 대해 서울가정법원의 Y판사는 이혼하라는 판결을 내린 것이다.

술을 끊게 되면 나타나는 금단(禁斷) 증상은 어떻게 나타나고 치료하는가

1주일 전후로 계속되는 퇴약증상은 '손가락의 떨림이나 식은땀'으로 시작되어 매우 다양하다.

알콜의존증자가 갑자기 술을 끊었을 때 우선 문제가 되는 것은 손 떨림, 즉 손가락의 진전(振戰)이 나타나는 것이다. 그리고 발열현상이 있고 땀이 자주 난다. 특히 식은땀이 난다. 동계, 초조심리도 있다.

이런 증상 후 금주하고 반나절 정도 지나면 사람에 따라서는 간질과 같은 경련발작을 일으킨다. 이것은 글자 그대로 갑자기 의식이 없어지고 경련을 일으키며 쓰러진다는 급격한 발작이기 때문에 운전중이나 위험한 장소에서 작업하는 도중에 일어나면 뜻밖의 큰 사고로 이어질지도 모른다.

단, 이 간질성 경련발작을 볼 수 있는 것은 퇴약증후군, 즉 금단증상 중의 5% 정도밖에 없다. 병원에 오는 중증의 퇴약증후군 가운데 5%이므로 전체의 발생빈도로써는 큰 숫자는 아니다. 그러나 손가락의 떨림현상은 100%이다. 식은땀이 나는 것도 정도의 차이는 있지만 거의 100%. 발열은 상당히 중증인 경우에 전체의 20~30%이다.

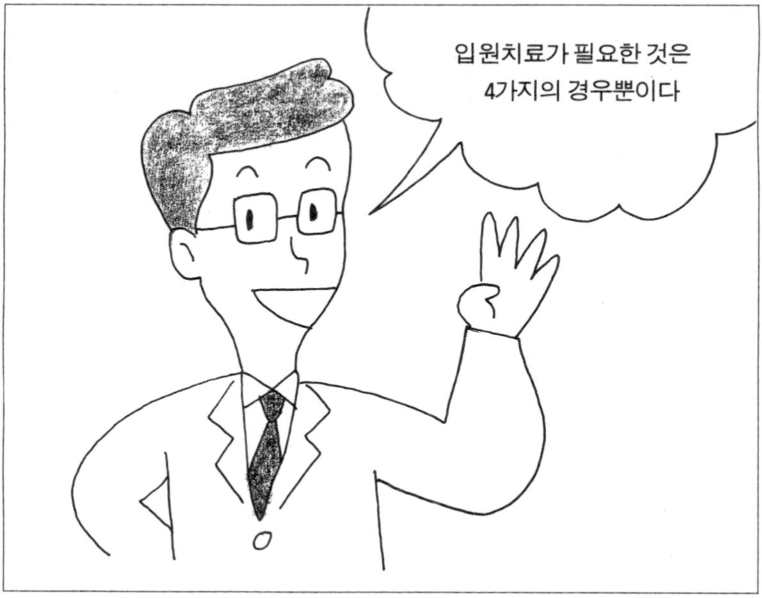

이런 증상만으로 끝나면 괜찮지만 계속해서 불면이 나타난다. 신체의존이 완성된 상태에서 금주에 들어가면 그날 밤은 거의 잘 수 없다. 다음날 밤도 잘 수 없다. 결국 2일정도 잘 수 없는 밤이 계속된 후 이번에는 착각이 일어난다.

착각이라는 것은 들리는 소리나 보이는 것을 잘못 이해하게 되는 증상이다. 예를 들어 주위의 여러 가지 소리가 자신의 이름을 부르는 소리같이 들려서 현관 앞에 가서 두리번거리며 주위를 둘러보거나 혹은 벽이나 천정 무늬가 무슨 동물이나 괴물의 얼굴같이 보인다.

▼ 퇴약증후군……소위 금단증상(1~2.5일경)

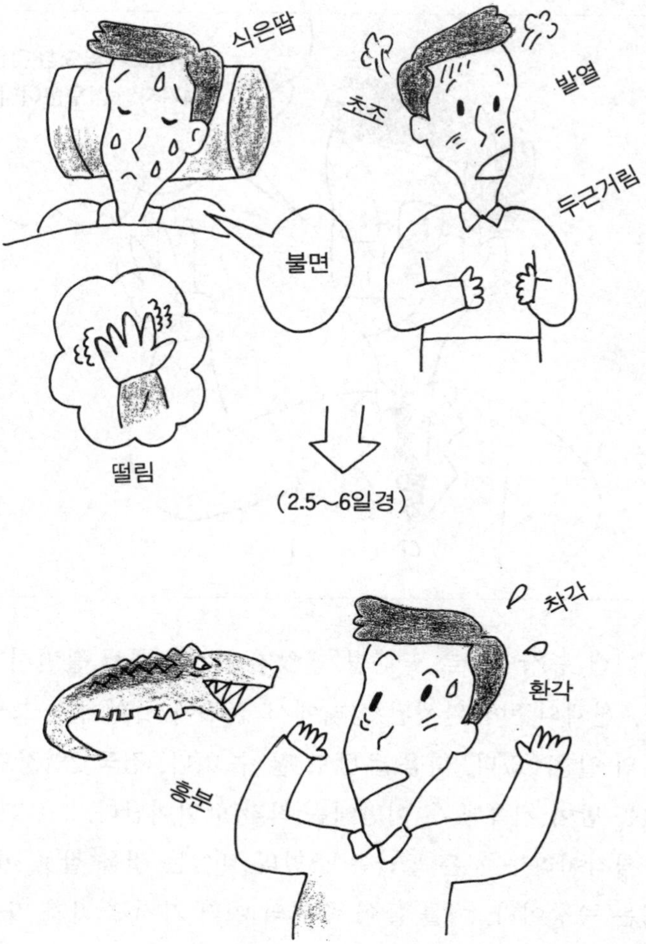
식은땀
초조
발열
두근거림
불면
떨림
(2.5~6일경)
착각
환각
흥분

▲ 치료……안정제 주사(2~3일)
환각이 나타나면 강력안정제 사용

□ 퇴약증후군의 경과

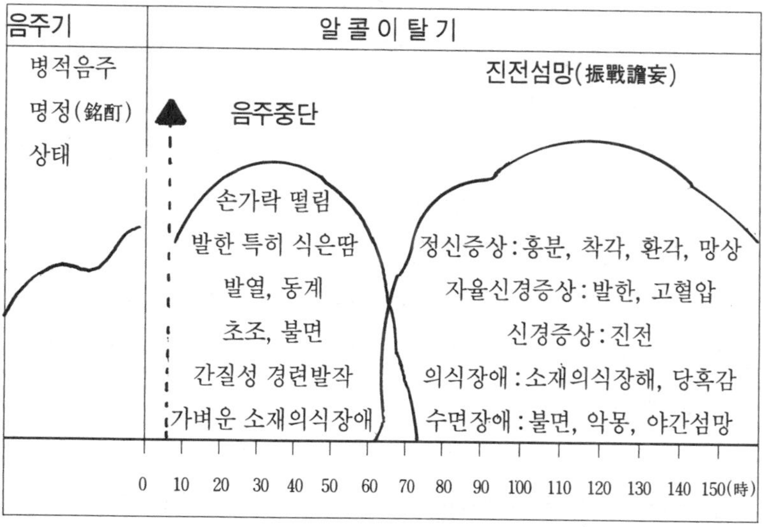

이런 상태는 착시 · 착청의 단계이지만 이것이 더욱 심각해지면 환각, 즉 환시 · 환청을 볼 수 있게 된다.

예를 들어 현실적이 아닌 이상한 모양을 한 작은 악어와 같은 동물이나 코끼리, 혹은 개미라든가 거미, 실제 어디에나 있는 작은 벌레가 부지런히 돌아다니는 듯한 영상이 보이게 된다.

또한 보통 이 시기가 되면 불안감이나 초조감이 이상하게 높아지고 가끔 심한 흥분상태가 나타난다. 그리고 실소재식(失所在識)이라고 해서 '자신이 지금 어디에 있고 무엇을 하고 있는지'를 전혀 모르게 되어 버려 여느때의 직장이나 가정에 있는 것으로 믿고 자신이 평소 하고 있는 동작을 싫증내지 않고 반복한다. 덧붙이자면 이 상태를 '직업 섬망'이라고 한다.

2, 3일 이런 시끄러운 상태, 격렬한 동요의 시기가 계속된 후 매우 길고 깊은 수면이 찾아온다.

그리고 긴 수면 후 산뜻하게 일어날 수 있게 되면서 퇴약증상에서 이탈하게 되는 것이 보통의 경과이다.

이 동안 거의 3, 4일에서부터 1주일 정도는 본인 스스로가 그 기간 동안에 있었던 일의 부분밖에 기억하지 못하고 '마치 꿈을 꾼듯' 하다는 얘기를 한다.

다만 꿈을 꾸고 있을 때처럼 조용히 누워 있는 경우는 없고 실제로는 상당히 격렬하게 돌아다니게 되는데 그 점이 보통의 꿈과 크게 다르다.

□ 퇴약증상도 물론이지만 '영양장애로 인한 뇌증상'에 대한 대처가 더욱 중요

이런 퇴약 증상을 해소하는 가장 간단한 방법으로써는 술을 안 마시면 되지만 그래서는 완전히 수포로 돌아갈 수 있기 때문에 교차내성*이 없는 정신안정제를 일시적으로 사용해서 퇴약증상으로 인한 괴로운 시기를 극복하게 한다.

구체적으로는 디아제팜* 등의 '완화정신안정제'를 양을 조정하면서 주사하고 이것을 점점 줄여가서 2, 3일에 끊어 버린다.

그렇게 하면 퇴약증상이 나타날 듯해도 안 나타나는 상태로 끝나 버린다. 말하자면 퇴약증상을 유산시켜 버리는 것이다.

다만 자택에서 금주를 실천하려다가 환각이 나타나는 상태가 되고 나서 의사에게 달려가는 경우가 많은데 이렇게 되어 버리면 진정을 위해서는 정신병에 사용하는 '강력정신안정제'를 쓰지 않을 수 없게 된다고 한다.

따라서 금주 후의 퇴약증상을 보다 안전한 상태로 없애기 위해서는 술을 끊고 증상이 나타나기 시작한 후 의사에게 가지 말고 평소 마시던 상태로 의사에게 가서 금주하게 하는 편이 효과적이라고 하겠다.

이 시기의 치료라고 하면 금단증상 그 자체보다도 오히려 경계해야 할 것은 영양장애로 인한 뇌증상이나 간경변에서 오는 간성뇌증(肝性腦症)이다.

아무것도 먹지 않고 알콜을 계속 마시고 있으면 비타민 B군이 대량으로 소비되기 때문에 그 결과로 B군의 결핍이 일어난다.

이것은 별명 '신경 비타민' 이라고도 불리듯이 뇌신경 작용에 빼 놓을 수 없는 것으로 극단적으로 부족하면 뇌 일부에 괴사나 출혈을 일으킨다.

이것이 영양장애성 뇌증이다.

한편 간성뇌증이란 간장이 간경변을 일으켜서 대사능력을 잃게 되면 본래 체외로 배설되어야 할 노폐물 예를 들면 암모니아 등이 체내에 머물게 되면서 뇌장애가 일어나는 상태를 말한다.

역시 의식이 몽롱해서 헛소리를 하거나 수면에 빠지기 때문에 영양장애성 뇌증과의 구별이 중요해진다.

술에는 이런 무서운 병도 있음을 확실히 인식한 후에 단단히 마음을 먹고 금주에 들어가기를 바란다.

✻ 교차내성(交差耐性)

어떤 종류의 약물을 반복해서 이용하고 있으면 그 효과나 반응이 저하하는 경우가 있다. 이것을 '내성'이라고 하는데 경우에 따라서는 같은 약물이 아니더라도 약리 작용이 비슷한 다른 약물이나 물질에 대해서도 이런 현상을 볼 수 있는 경우가 있다. 예컨대 알콜에 대한 내성을 얻은 사람은 에테르 등의 마취제나 일부의 진정제가 듣지 않게 되는데 그것이 바로 교차내성 때문이다.

✻ 디아제팜(diazepam)

부작용이 적은 정신신경안정제로 신경증, 정신분열, 우울병, 마취전 처치제, 혹은 어깨 결림이나 요통, 오래된 불면 등을 억제하려는데 광범위하게 이용되고 있다.

알콜 상식

◆아스파라긴의 독성제거 효과

S대 의대 P교수에 따르면 음주가 미치는 독성은 크게 알콜 자체가 유발하는 신경정신적인 효과, 알콜의 중간 산물인 아세트알데히드의 효과, 알콜 산화과정에서 발생하는 세포질내의 변화에 따른 효과 등 3가지라고 한다.

콩나물 등에 많이 들어 있는 아스파라긴성분은 아세트알데히드와 결합, 새로운 화합물을 형성한다. 따라서 아스파라긴성분은 아세트알데히드와 결합, 새로운 화합물을 형성한다. 따라서 아스파라긴은 음주 독성제거에 큰 효과를 발휘한다고 하였다.

술을 끊으려고 병원에 가려 해도 회사에 알려질까봐 망설이는 경우, 어떻게 하나

이런 의문사항에는 크게 사회정책적인 측면과 또 하나, 실제로 이 책을 읽는 사람 즉 알콜 문제를 갖고 있는 본인에 대한 대책이라는 두 가지의 측면에서 설명할 필요가 있는 것 같다.

가장 구체적인 문제로써는 입원 치료하는 경우는 물론이지만 외래통원의 경우에도 회사를 조퇴하거나 쉴 필요가 생긴다. 그 때 '회사에 제출하는 진단서를 어떻게 하느냐'라는 것이 항상 문제가 된다.

상담의사들의 얘기로는 환자쪽에서 진단서를 쓸 때 간장장애로 써 주지 말라든가, 여러 가지 내과질환에 의한 것으로 진단서를 써달라고 요구한다는 것이다.

자신이 알콜의존이나 중독증이라는 사실이 회사의 동료나 상사 등에게 알려지면 승진할 수 없게 되는 것이 아닐까 하는 불안이 있기 때문일 것이다.

그러나 요즘은 예전에 비하면 이 병에 대한 편견도 조금씩 개선되고 있기 때문에 알콜의존이나 중독증이라고 써도 대부분 괜찮을 것이라고 생각한다.

그래도 사람들마다 처한 입장이나 회사 분위기에 따라 다를 테니까 진찰 때에 의사와 잘 상담하도록 한다.

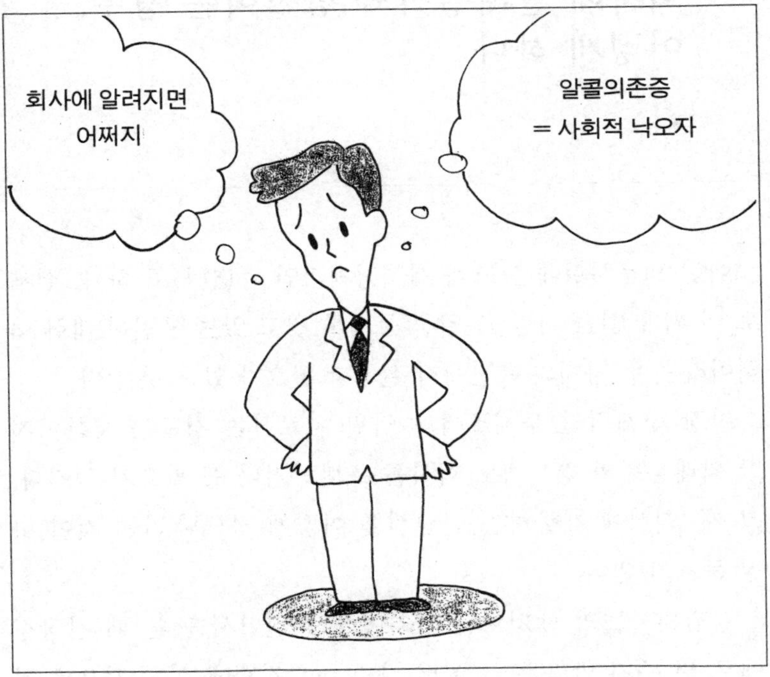
회사에 알려지면
어쩌지
알콜의존증
= 사회적 낙오자

실제 알콜에 의한 간장애가 있음은 틀림없고 내과와 병행하고 있는 경우도 많을 테니까 정신과보다도 내과쪽의 진단서를 내도록 한다는 등으로 방법은 여러 가지 있다.

다만 기본적으로 말하면 적어도 문서 위조를 하는 일은 법리적으로도 옳은 일이 아니다. 역시 기업적 측면에서 알콜 문제에 대해 올바른 인식을 가져 주는 것도 필요하다고 생각한다.

예를 들면 회사의 상사들은 자칫 '알콜중독은 밤거리를 헤매거나 술집을 전전하는 사회적 낙오자들이 걸리는 병'이라는 이미지에 묶여 있는 경향이 있는데 양복을 입고 넥타이를 맨 알콜중독자도 실제로는 많이 있다.

자신의 회사 종업원의 복지문제에 신경 쓰는 속에서 식사문제나 금연의 문제와 동일하게 알콜 문제를 다루는 배려가 있어야 할 것이다.

그리고 이런 질문이 나오는 것은 일반사회 속에 아직 정신과에 다니기를 꺼리는 풍조가 뿌리 깊게 남아 있기 때문일 것이라고 생각한다.

그러나 알콜의존증에 관해서는 반드시 정신과쪽으로만 생각해야 한다든지 하는 식으로 특별히 구애될 필요는 없다.

알콜 외래를 본래의 정신과 외래와 나누고 있는 병원도 있듯이 알콜의존증과 정신분열병이나 조울병 등의 정신병의 치료는 치료방법이 완전히 다르다.

이런 사실도 모르는 사람이나 알려고 하지 않는 사람에게는 아무리 설명해도 결말이 나지 않기 때문에 사회전체의 지식을 서서히 늘려 나가는 속에서 해결해 가는 수밖에 없는 문제일 것으로 판단된다.

즉, 간장장애가 있다거나 음주로 인해서 신체적인 가벼운 질환이 있다는 이유만으로 그 사람을 죄악시하거나 사회적인 열등생으로 치부하지 않는, 성숙된 사회의식이 필요하다는 얘기이다. 100% 완벽한 사람은 없다는 사실을 다시 한번 환기할 필요가 있는 것이다.

알콜 상식

◆ 맥주에 얽힌 여러가지의 이야기

맥주에 관한 가장 오래된 기록은 이라크에 있는 슈메르인 유적에서 출토된 것으로 기원전 3천년경의 점토판이라고 한다.

그 기록을 보면 맥주로 관리들의 급료를 주었다고 했으니 맥주는 그 당시에도 이미 생활필수품 수준이었음을 짐작케 한다. 이런 배경을 지닌 맥주가 상품화된 것은 13세기 후반, 유럽에서였던 것으로 전해진다.

상품화된 후 품질문제가 거론되자 독일의 각 지방에서는 맥주감정관리를 두었는데 그 관리인들이 맥주를 감정한 방법은 매우 독특한 것이었던 듯하다.

3명의 감정관리들은 사슴가죽을 덧댄 '특수한 바지'를 입고 감정실로 가서 시험용으로 추출된 맥주를 나무벤치에 부어 놓고 그 위에 앉았다고 한다.

약 3시간 가량을 그 자리에서 꼼짝하지 못하고 앉아있어야 하는데 3시간 가량이 경과되면 그들은 셋까지 센 다음 동시에 일어서도록 되었다. 이때 사슴가죽으로 덧댄 부위(엉덩이의)가 맥주와 화학작용을 일으켜서(끈끈해져서) 잘 일어서지 못하게 될수록 질이 좋은 맥주로 판정을 했다. 반면 엉겨붙게 하는 화학작용이 없이 쉽게 떨어지게 될수록 맥아의 점액이 적고 수분을 많이 포함해서 질이 낮은 맥주라고 판단했다는 것이다.

제 3 장

어떻게 금주(禁酒)를 계속하는가?

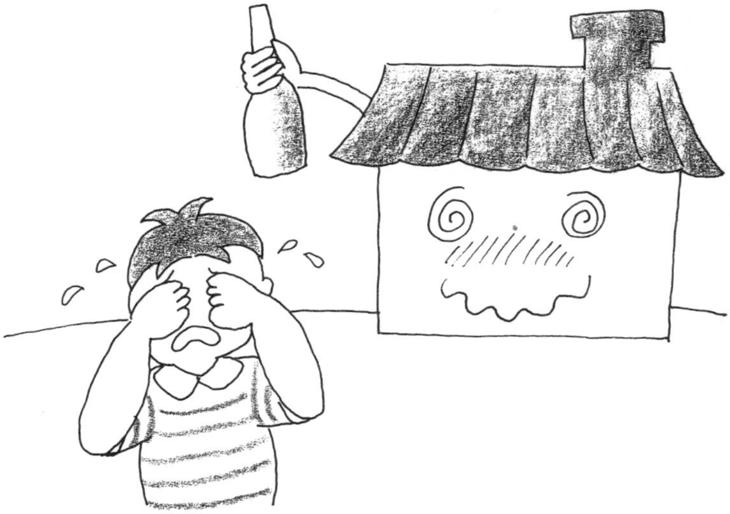

1개월 가량, 술을 끊겠다고 치료를 다니던 남편이 이제 가지 않으려고 한다

병원에 치료를 다니던 사람들이나 금주 모임 등에 나가던 알콜의존증자 중에는 곧 '나는 그런 알콜중독증자들과는 다르니까 같은 부류에 섞일 필요가 없다'라든가 '나는 혼자서 충분히 회복할 수 있다'라며 그 이후로는 가지 않게 되는 사람이 흔히 있다.

그러나 이런 사태가 일어나면 우선은 음주 문제가 또 다시 재발한다고 생각해도 거의 틀림없다. 즉 금주에 실패해서 다시 마셔 버린다는 얘기이다.

분명히 그렇게 단언할 수 있을 만큼 자신이 나가던 병원의 일정에 대한 출석의 유무는 알콜의존증의 예후와 밀접하게 관계를 갖고 있다고 한다.

물론 금주 모임 등의 자율적인 모임에 대한 참석도도 마찬가지이다.

어느 시기까지는 빠짐없이 계속 참석하고 그 후 서서히 출석이 뜸해진다는 경우는 물론 있을 수 있다. 그러나 금주하고

1년 이내의 시기에 어떻게든 이유를 붙여서 그만두는 것 같으면 진짜 회복은 아직 어렵다는 것이 일반적인 상담의사들의 견해라고 한다.

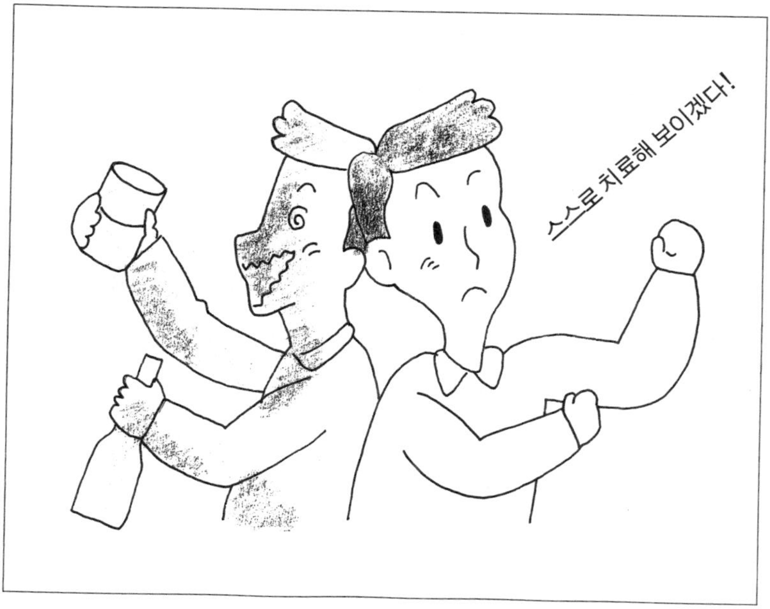

왜냐하면 '스스로 치료해 보이겠다!'라고 무심코 말하는 것 같으면 이 병의 뿌리에 있는 '자기를 과대화한다'는 나쁜 버릇을 아직 깨닫지 못하고 있음이 분명하기 때문이다.

자신의 능력을 과대평가해서 자신의 의지만으로 할 수 있다고 생각하고 있는 동안은 금주 모임이나 병원 치료를 다녔어도 곧 나가지 않게 되어 버린다.

그리고 반드시 다시 술을 마시기 시작한다.

다만 이런 실패를 몇번이나 반복하고 있는 사이에 점점 스스로 아무리 연구해 봐도 소용없다는 사실을 본인 자신이 깨닫게 된다면 '알콜은 자신의 힘으로는 어떻게도 안 되는 것이다'라는 사실을 확실히 알게 되는 것이다.

그렇게 되었을 때에 비로소 본인 스스로의 의지에 의한 금주가 가능해진다.

따라서 금주의 요령은 '무력감(無力感)'을 맛보는 데에 있다. '나는 정말로 안 된다'라고 진심으로 생각하는 것인데 상담의사들은 이것을 '밑바닥 체험'*이라고 부른다.

이 체험으로 자신의 실체를 파악하고 회복을 위해 진짜로 전력을 기울이게 된다는 것이다. 그렇지만 그 체험에 이르기까지는 상당한 시간이 걸리므로 기다릴 필요가 있다.

원래 알콜의존증자는 과거에도 몇번인가 금주를 실행한 경험이 있다. 그러나 그것을 지속적으로 계속할 수 없었다. 따라서 알콜의존증이라는 병에 걸리게 된 것이다.

'스스로 치료해 보겠다!' 하고는 다시 마셔 버린다. 이런 일을 몇번이나 반복하는 사람을 진짜 알콜의존자라고 해야 할 정도로 그런 사례는 비일비재한 것이다. 술을 끊으려고 하는 사람들은 이 점을 명심해야 하겠다.

＊ 밑바닥 체험

알콜의존증자에게는 결국 '슬프고 완전히 무력한 알콜의존증자로서의 자신'을 인정하지 않을 수 없을 때가 찾아 온다. 이 때를 상담의사들쪽에서는 '바닥나게 한다'고 하는데 이 바닥에 부딪치는 체험으로 비로소 의존자 본인이 '살고 싶다'고 원하게 되며 마음 속에서 다른 사람을 원하고 있었음도 깨닫고 회복을 향해 노력하기 시작하게 된다고 한다.

남편이 금주를 위한 병원 치료에 나가기를 꺼리는 경우, 부인은 어떤 입장을 취해야 하는가

이런 경우 상담의사들이 권하는 부인이 취할 입장은 '알콜의 존증자 본인에 대한 과도한 간섭, 감시는 일체 그만두고 자기 자신의 일에 관심을 갖는다는 가족의 대응 철칙을 떠올리라는 것'이라고 한다.

이미 아는 바와 같이 이 병에서 회복하기 위해서는 남편과 아내 사이에 있었던 공의존(共依存) 관계를 완전히 버리고 '지배하지 않으며 컨트롤하지 않는 관계'로 바꿔 나가는 것이 기본이다.

아마 부인의 마음으로써는 '그만두고 싶다'고 하는 남편에게 '제발 가세요'라고 말하고 싶을 것이다. 그러나 말을 해 버리면 '지배하는 쪽－당하는 쪽'이라는 관계가 되어 버린다. 이래서는 아무 말도 안 하고 있는 것보다도 피해가 커지므로 쓸데없는 참견은 안 하는 편이 좋다고 한다.

단, 완전히 무관심하고 있으라는 얘기는 아니다. 참가하고 있을 때에 '당신 요즘 빠지지 않고 모임(혹은 치료)에 잘 다니고 있네요'라든가 '점점 좋아지는 게 느껴져요'라는 말을 하는 것은 상관없다.

그러나 '그만두고 싶다'고 말을 꺼내거나 가지 않게 되거나 했을 때에 '왜 가지 않느냐?' 라든가 '제발 가세요'라든가 하는 것은 별 의미가 없다.

계속하느냐 그만두느냐 하는 결정은 전적으로 본인의 판단에 맡기는 편이 좋다.

부인으로서는 '어머, 그만둔다구요? 아 그래요'라고 하는 정도로만 평범하게 대처할 수 있게 되면 좋다.

또한 그런 처지에 있는 부인들은 우선 나 자신은 어떻게 하

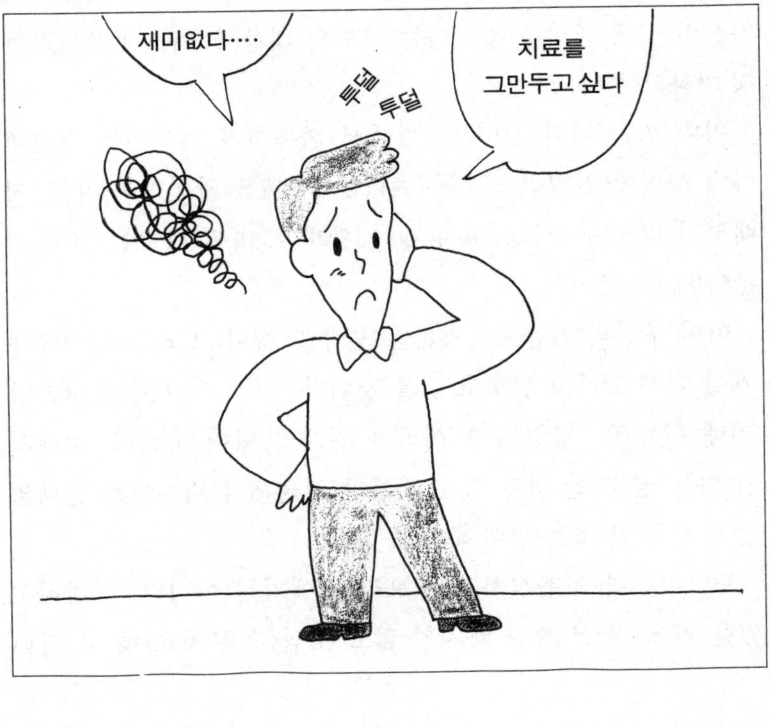

고 있는가? 하고 자문해 볼 필요가 있다.

남편이 모임이나 치료에 가는지 안 가는지 체크할 시간이 있다면 차라리 부인 자신을 위해 뭔가를 하는 것이 낫다는 얘기이다.

알콜의존증자와 결혼한다는 것 자체가 부인 자신에게도 심리적 병리현상이 숨겨졌다고 할 수 있으며 더 나아가 그런 성향을 지닌 부인과 결혼하여서 남편이 알콜에 의존하게 되었는지도 모를 일이기 때문이다.

어쨌든 자신이 자신의 생활을 즐겁게 보내고 있는지 어떤지 점검하는 것이 더 중요한데 매일이 불안하고 쓸쓸하고 긴장하고 있는 것 같으면 그것은 병들어 있다는 얘기이니까 그것부터 먼저 치료해야 한다. 그렇다면 어떤 것을 하는 것이 좋을까?

우리나라 여성들은 우선 자신이 믿는 종교 모임을 선호하는 경향이 있다. 아니면 여성단체들에서 자율적으로 운영하고 있는 주부모임 등에 가입하는 것도 좋다.

거기에서 다양한 사람들을 만나고 사회봉사활동이라도 하게 되면 남편의 알콜 문제에 덜 집착하게 될 것이고 술을 마시는 남편과 자신의 사이에 형성된 공의존(共依存)관계도 어느 부분은 타개해 나갈 수 있을 것이다.

또한 여성을 위한 교양강좌나 세미나 등에 참석하게 되면 '여성 스스로의 정신적 독립'을 위한 진지한 시간들을 갖게 될 것이고 이런 기회를 통해 부인은 그저 남편을 보조하기 위한 생활을 하는 것이 아니라 개체로서 자의식을 갖고 생활해야 한다는 것을 배우게 될 것이다. 이런 부인일수록 남편이 알콜의

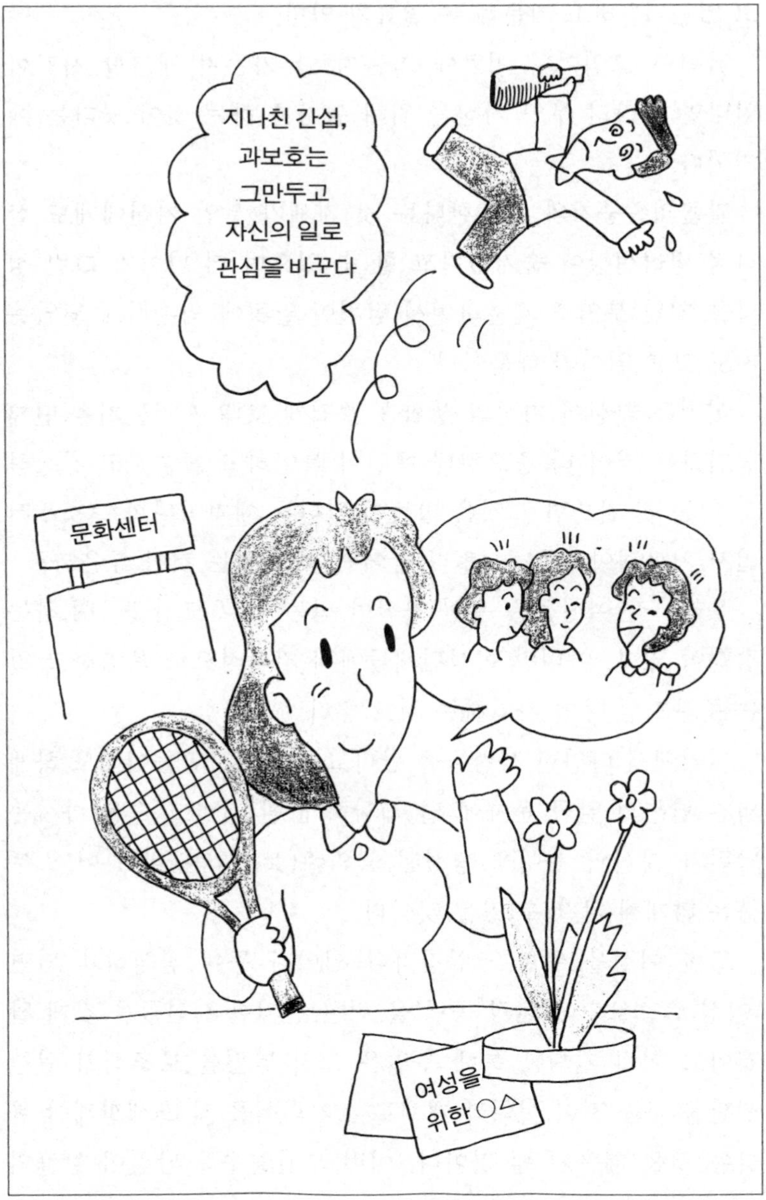
지나친 간섭,
과보호는
그만두고
자신의 일로
관심을 바꾼다
문화센터
여성을
위한 ○△

존증이 될 확률은 적어진다.

물론 요리학원이라도 좋다. 스포츠센터나 문화센터라도 좋다. 적어도 거기에 가서 그 일에 열중하고 있는 동안은 남편의 일 따위 생각하지 않아도 된다고 하면 가치는 충분히 있다. 요컨대 여성으로서의 자신이 생기 넘치는 그런 기회를 잡는 것이 남편을 감시하거나 돌보는 일보다도 훨씬 더 중요한 일이기 때문이다.

한마디로 하면 부인이 행복해지면 되는 것이다. 남편이 마시든 안 마시든 행복한 듯이 움직인다. 불행한 마음은 벗어 던진다. 그런 어른으로서의 기본적인 태도가 나오도록 한다.

이것이 알콜의존증으로 괴로워하는 부인 자신의 건강한 자아의 회복이 됨과 동시에 남편의 알콜의존증을 치료하고 회복할 수 있는 길로도 이어지는 방법이다.

알콜 상식

◈ 운동 후에 마시는 술은 심장에 부담을 준다

한국체육과학연구원의 한 연구 발표에 따르면 운동 후에 마시는 술은 심장에 부담을 주는 것으로 나타났다.

보통 골프나 테니스 등의 운동을 한 후에 피로를 풀고 갈증을 해소한다는 면에서 흔히 술을 마신다. 그러나 운동한 후에 마시는 술은 운동에 의해 발생한 체내 젖산을 더 증가시켜 피로를 누적시키며 심장에 부담을 가중시킨다는 것이다.

항주제(抗酒劑)를 복용하는 경우, 부작용은 없을까

항주제, 즉 혐주제(嫌酒劑)라는 것은 술에 대한 내성 즉 강도를 떨어뜨리는 약으로 현재 사용되고 있는 것은 시아나마이드액과 녹빈(안타뷰스)이다.

어느 약제나 알콜의 대사를 저해해서 아세트알데히드*를 체내에 머물게 해서 얼굴이 붉어지거나 고약하게 취했을 때와 같이 구역질, 두통 등의 불쾌한 효과를 초래한다. 항주제를 복용한 후에 술을 마시면 지금 말한 것 같은 불쾌한 증상이 나타나기 때문에 쾌적하게 술을 마실 수 없게 된다는 것이다.

물론 부작용도 있다.

우선 시아나마이드액부터 설명하면 10명에 1명 정도의 비율로 피부증상이 나타난다. 대부분은 가려움증과 발진이다. 그것과 함께 광선에 대한 과민성이 높아지기 때문에 햇빛에 타기 쉬워지는 경우가 있다.

또한 여성이 매우 싫어하는 주근깨나 기미가 생기기 쉬워지는 경우도 있다.

다만 항주제를 복용하고 가려움이나 발진이 나타났다고 해서 모두 시아나마이드액 때문이라고도 할 수 없는 경우도 많다고 한다. 왜냐하면 알콜의존증자는 대개가 간장장애를 함께 갖고 있기 때문에 이 간장장애로 인한 황달로 피부증상이 나타나는 경우도 있다.

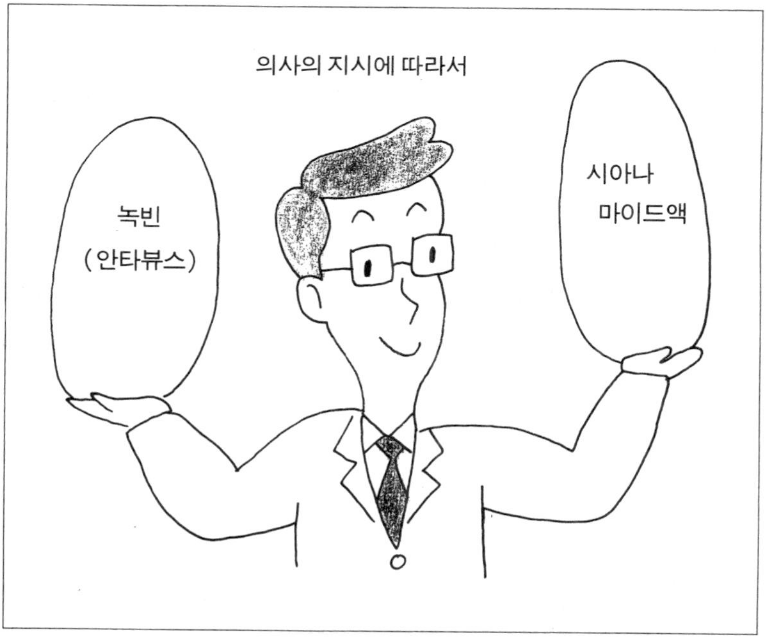

또한 알콜의존증자이면서 동시에 당뇨병에 걸린 사람도 제법 많은데*, 당뇨병에서는 감염을 일으키기 쉬워서 피부적인 질환을 합병하기도 쉬워지는 것이다. 그리고 비타민 결핍으로 인한 피부증상도 있다.

이렇게 피부증상에는 여러 가지 원인을 생각할 수 있기 때문에 피부증상이 나타난다고 해서 곧 시아나마이드액 때문이라고 지레짐작하고 자기 멋대로 항주제를 끊어 버리지 않도록 해야 한다. 우선은 의사와 잘 상담하기를 권한다.

또 하나, 안타뷰스인데 이것은 극히 드물지만 좀 우울해지거나 두중감(頭重感)이 있거나 실소재식(失所在識)이라고 해서 지금 자신이 어디에서 무엇을 하고 있는지 확실히 인지하지 못하는 증상이 일어난다.

더욱이 상당히 강한 부작용으로써 매우 드물지만 일종의 정신착란을 일으키는 사람도 있다.

안타뷰스는 시아나마이드액에 비하면 항주작용이 훨씬 강해서 좋지만 이런 부작용을 두려워해서 알콜 치료 전문의들은 거의 사용하고 있지 않는 것이 요즘 실태라고 한다. 가끔 사용한다고 해도 시아나마이드액을 쓸 경우 가려움증이 나타나므로 어쩔 수 없다고 하는 때에만 한정해서 쓰고 있다고 한다. 따라서 의사의 지시대로 복용하면 우선은 걱정없을 것이다.

＊ 아세트알데히드

몸속에 들어간 알콜은 간장에서 이 아세트알데히드로 분해된다. 얼굴을 붉게 만들거나 심장을 두근거리게 하는 등 소위 고약하게 취했을 때 나타나는 증상은 모두 이 아세트알데히드가 원인이 된다고 한다.

＊ 알콜과 당뇨병

당뇨병은 췌장에서 분비되고 있는 인슐린이라는 호르몬(포도당의 세포조직으로의 흡수를 촉진하고 혈액중의 당의 양을 조절하는 작용을 담당하고 있다)의 작용부족으로 일어나는 병. 알콜에 의해서 췌장에 염증이 생기면 인슐린의 분비장애가 일어나 당뇨병과 유사한 상태가 된다. 이 상태에서 음주를 계속하면 알콜이 고칼로리로 작용하게 되어 글자 그대로 당뇨병이 발병하게 되고 증상은 악화된다.

항주제(抗酒劑)는 평생 복용해야 하는가

그런 일은 없다고 한다. 알콜 상담 및 치료 의사들의 얘기로는 항주제를 평생 사용하도록 지시하는 의사는 거의 한 사람도 없으리라는 것이다.

일반적으로 항주제를 사용하는 것은 금주를 시작한 지, 1년 미만의 사람이라고 한다.

더구나 '어떤 수단을 취해서라도 이번에는 어떻게든 금주하고 싶다'는 강한 결의를 하고 있는 사람에게만 한정해서, 본인에게 약을 복용한다는 마음을 분명히 확인한 후에 사용하도록 한다는 것이다.

그리고 사용하는 기간은 보통 3개월 이내이며 이 약은 어디까지나 본인이 약을 사용해서 금주하겠다는 의지를 보이지 않으면 효과가 없기 때문에 복용할지 말지 망설이고 있는 사람에게는 사용하지 않는다는 것이다.

이 점이 항주제와 다른 약과의 큰 차이이며 동시에 알콜 치료의 특징이기도 하다. 본인이 '약을 사용해서라도 어쨌든 술을 끊는 수 밖에 없다'라는 마음이 되지 않는 한 어쩔 도리가 없다는 것이다.

다만 약물에 의존하지 않고 금주를 하기 위해서는 실패의 경험이 반복될 수도 있다는 것을 알리는 것이 중요하며 이 경우, 실패의 경험이 싫다는 사람에 한해서만 처음부터 항주제를 사용하게 한다고 한다.

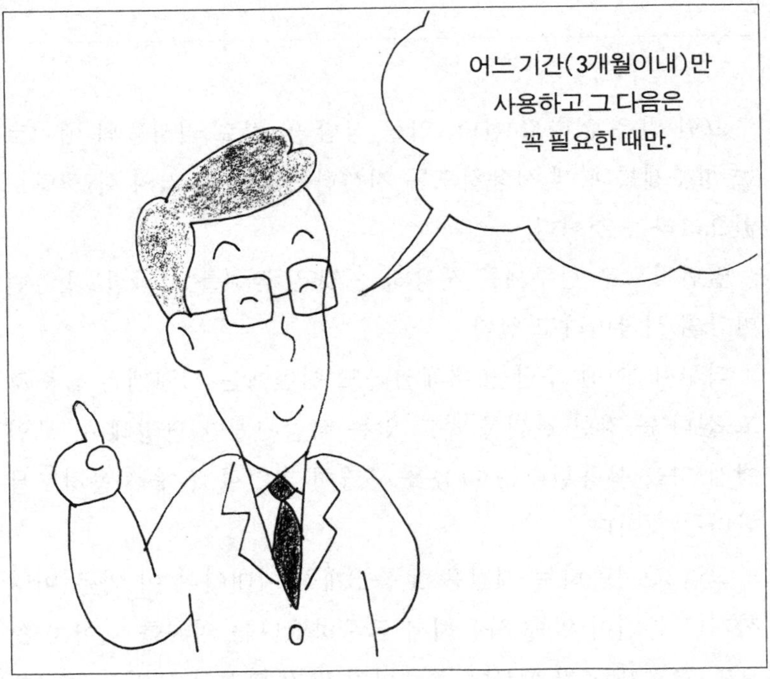

그럴 마음이 생겨 사용한다면 이 약에는 많은 장점이 있다. 그 하나는 금주를 시작하고 나서의 몇개월간인가는 매일 아침 규정량의 항주제를 복용한다는 사실만을 염두에 둠으로써 본

인의 관심의 초점을 알콜로부터 떼어 놓는다는 매우 좋은 효과를 기대할 수 있다.

또한 아침에 항주제를 복용해 두면 그날 하루동안은 몸이 술에 약한 상태, 즉 가령 술을 마셨다고 해도 조금도 맛있지 않다는 상태가 되기 때문에 술을 마셔서는 안 된다는, 극단적으로 긴장된 마음을 유지할 수 있다.

이런 식으로 어느 기간 사용한 후 본인이 '약을 끊고 싶다'고 했을 경우는 필요한 때만 사용하는 방법으로 바꿀 것을 권한다. 이 방법을 사용하면 발작적으로 마시고 싶어졌을 때에도 제동을 걸 수 있다.

예컨대 낚시를 하면서 한 잔 하는 것을 오랫동안 유일한 낙으로 삼아 왔던 사람이라면 낚시하러 갈 때에 항주제를 복용하고 가도록 한다.

그렇게 하면 화학적으로 마실 수 없는 컨디션이 되기 때문에 그만 한 잔 마시게 되는 사태를 막을 수 있다.

아울러 회식 때에 위험할 것 같은 경우라면 그날만 복용하고 간다든가 하는 방법을 사용하는 것도 충분히 효과가 있다.

어쨌든 '항주제만으로 알콜의존증이 치료되는 것은 아니다'라는 사실을 확실히 이해한 후에 사용할 것인지 아닌지의 여부는 스스로 결정하도록 한다.

항주제를 습관적으로 복용할까봐 걱정인 경우, 과연 그럴까

알콜의존증자에게 있어서 가장 나쁜 약은 알콜이다. 따라서 항주제(보통 시아나마이드액이겠지만)를 복용하고 피부증상 등의 부작용이 없는 경우, 약을 복용하기를 즐긴다면 굳이 부정적인 시각을 가질 필요는 없을 듯하다.

앞의 설명을 통해 이미 알고 있듯이 알콜의존증자는 술을 마시기 시작하면 멈출 수 없게 되어서 본인은 물론 주위 사람에 있어서도 해가 되는 습관이 몸에 배어버린 사람들이다. 이 나쁜 습관을 그만두는 것이 알콜의존증의 치료가 된다.

그러나 내용이야 어쨌든 이미 그 사람의 몸에 배어 있는 습관은 그렇게 간단히 지울 수 있는 것이 아니다. 오히려 없애고 싶은 습관에 대응하는 새로운 습관을 만드는 것이 훨씬 쉽다.

매일 아침 시아나마이드액을 복용하는 습관을 이 새로운 습관이라고 생각하면 된다.

'시아나마이드액을 복용하지 않으면 불안하다'고 하는 경우, 거기까지 습관들일 수 있었다는 것은 오히려 알콜의존증 치료

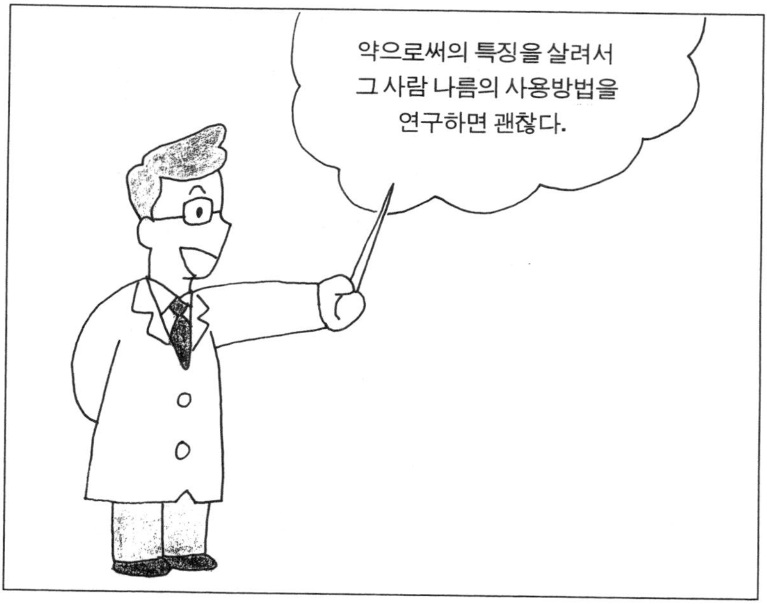
약으로써의 특징을 살려서
그 사람 나름의 사용방법을
연구하면 괜찮다.

로써는 좋은 방향으로 나아가고 있다고 생각해 보는 것은 어떨까.

다만 시아나마이드액 자체에는 습관성은 없지만 그 액을 복용하면 어쨌든 이물질을 항상 몸에 넣어 두고 다니는 것 같은 상태가 되므로 매우 부자연스러운 느낌이 들게 된다.

따라서 어느 기간 만큼 금주를 계속할 수 있었을 때 스스로 끊는 편이 좋을 것이다.

그렇다고 해서 무조건 약에서 손을 뗄 게 아니라 시아나마이드액은 손맡에 둔 채 가능한 한 복용하지 않도록 심리적 훈련을 해나가는 것이 좋을 것이다.

그렇지만 이미 전에도 금주에 실패해서 아픈 경험을 한 사람이나 그런 경험을 공유한 부부의 경우는 좀체로 이것이 불가능한 것 같다. 어쨌든 시아나마이드가 치료해 준다고 믿고 있는 사람이 많기 때문이다.

이것은 시아나마이드에 관해 약리학적인 의존은 하지 않아도 심리적으로 의존해 버리고 있기 때문으로 생각할 수 있다.

따라서 그렇게 되지 않기 위해서라도 시아나마이드액을 끊는데 있어서는 '자신이 누구와 만났을 때에 1잔 마시고 싶어지는가', '어떤 상황일 때에 그만 술에 손이 가는가'를 상세히 파악하는 것이 중요하다.

그리고 예컨대 회의 후에 1잔 하자고 해서 그만 마셔 버리는 경우라면 회의가 있는 날은 아예 항주제를 복용한 후 출근하도록 한다.

금주를 위해 사용할 수 있는 것은 뭐든지 적극적으로 사용해도 좋다. 항주제(抗酒劑)도 약으로써의 특징을 살려서 그 사람 나름대로의 사용법을 연구해 나가면 충분히 이점이 있을 것이다.

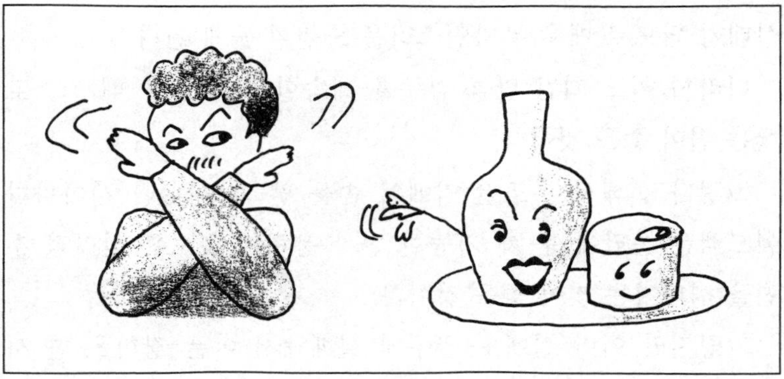

술을 끊은 후 불면증이 계속된다면 어떻게 해야 하나

알콜의존증이 되는 사람들은 오랫동안 알콜을 수면제 대신으로 사용해 온 점이 있기 때문에 금주를 시작하면 입면(入眠)장애 즉 좀체로 잠을 이룰 수 없다는 증상이 일어난다고 해도 오히려 당연하다.

이 불면증은 금주를 한 후 2~3주일에 거의 해결되는 것이 보통이지만 그 중에는 수개월에서 수년까지 오랜 시간에 걸쳐서 나타나는 경우도 있어서 이 불면증이 원인이 되어 다시 마셔 버리는 경우도 흔히 있다.

이렇게 되지 않기 위해서도 '수면제의 도움을 빌리자'라고 보통은 생각하지만 장기간의 음주로 일어나는 수면장애는 상당히 복잡해서 수면제의 사용만으로는 해결할 수 없다는 어려운 측면을 갖고 있다.

우선 문제는 알콜에는 '깊은 수면을 억제한다'는 작용이 있는 점이다*. 알콜을 마시고 누워도 정말로 자는 기분이 안 드는 것은 이 작용 때문이지만 사실은 수면도입제에도 이것과 완전히 같은 작용이 있다.

이것은 금주해서 잘 수 없다고 수면도입제를 사용했다고 해도 수면장애 그 자체의 직접적인 대책은 안 된다는 얘기이다. 어디까지나 대증(對症)요법일 뿐이다. 수면도입제를 사용하고 있는 한 진짜 의미로 휴식을 취할 수 있는 수면은 언제까지라도 나타나지 않는다. 오히려 알콜의존증을 수면제 중독으로 이행시켜 버릴 위험성이 더 크다고 하겠다.

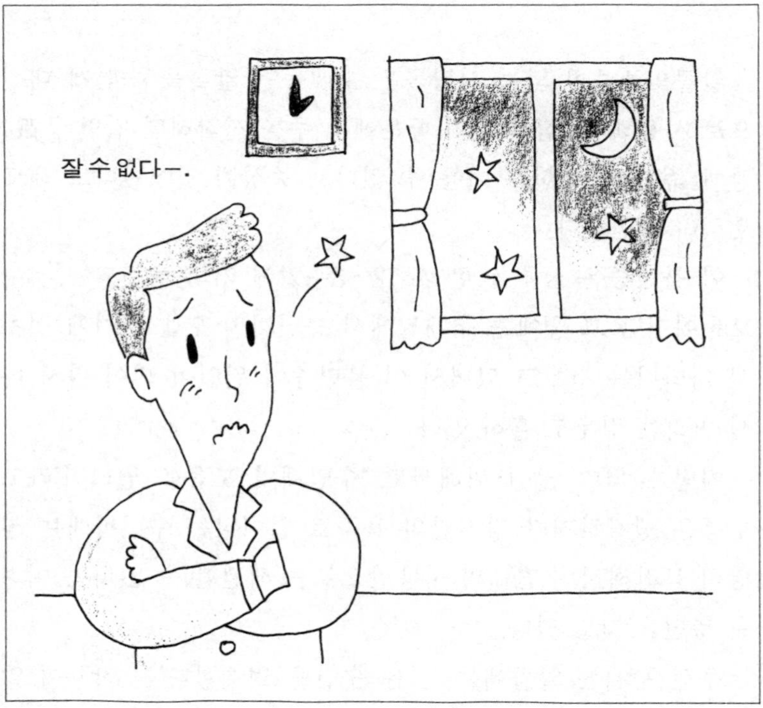

이런 어려운 기본적인 문제는 있지만 의사에 따라서는 간장

의 상태를 보면서 깊은 수면을 늘리는 효과가 있는 '항울제'(抗鬱劑)*를 사용하는 경우가 있다. 그러나 알콜의존증이라는 대단한 병의 회복을 생각하면 잠을 자지 못하는 것 정도로 그렇게 당황하지 않아도 될 듯 하다. 때문에 수면제나 항울제를 통한 치료는 바람직한 것은 아니라고 하겠다. 그럼 어떻게 해야 할까? 알콜 상담의사들의 얘기로는 심리요법에 입각한 방법을 응용하는 것이 좋다고 한다.

예컨대 '고행요법'이라고 해서 밤중에 해야 할 과제를 주고 더구나 그 과제를 다하지 않으면 절대로 잘 수 없다는 시각 설정을 해서 하룻밤 내내 무리하게 깨워서 일을 시킴으로써 반대로 불면을 치료해 버리려는 방법이다.

불교 세계에서는 깨달음을 얻기 위해 굳이 스스로에게 고행을 시킨다고 하는데 바로 그것과 같다.

이 경우 주는 일은 가능한 한 단조로운 것을 선택한다. 어떤 의사들은 '하룻밤내내 마루 닦기를 시키면 좋다'고도 하고 어떤 환자의 생활상을 물어 가령 학교선생이라면 수업계획을 정확히 세우고 그 일이 끝나면 다음은 또 다른 일로 약간의 일을 밤중 시간에 설정해서 본인과 함께 계획한다는 것이다. 그래서 그 프로그램을 1주일분 만들어서 반드시 실행하도록 지도한다고 한다.

그 중에는 '그런 일을 하면 다음날 일에 지장이 있으므로 그냥 봐 달라'는 사람이 있을 것이다. 그런 경우 상담의사들은 '평생 하라는 것도 아니고 적어도 이 1주일이면 되니까 해 보는 게 좋다'는 식으로 권하게 된다.

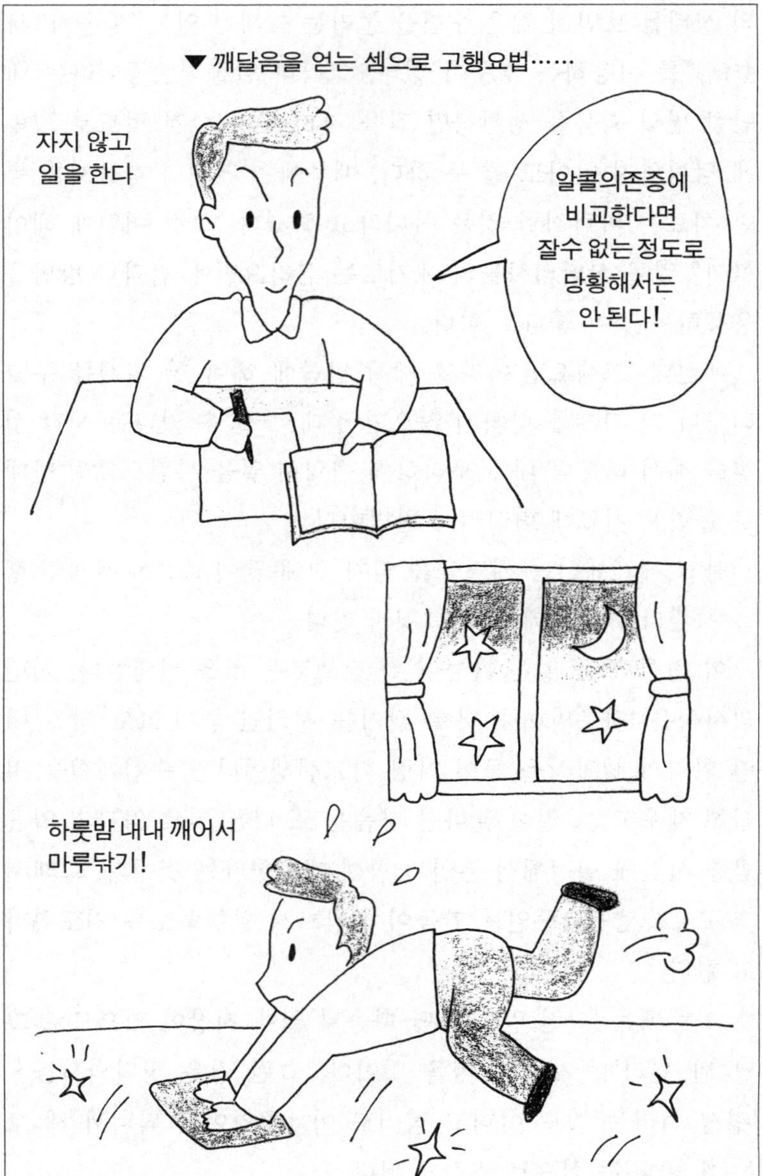
▼깨달음을 얻는 셈으로 고행요법……
자지 않고
일을 한다
알콜의존증에
비교한다면
잘수 없는 정도로
당황해서는
안 된다!
하룻밤 내내 깨어서
마루닦기!

이런 방법으로 하다 보면 대부분 1주일 후의 진찰 때에는 잠을 잘 자게 된다고 한다.

고행요법을 하고 있는 도중에 그간은 잘 수 없었던 사람이 실제로 자 버리거나 한다. 그래서 불면을 호소하지 않게 된다.

왜냐하면 불면이라는 것은 불안의 가장 일반적인 표현이기 때문이다. 그리고 이 경우의 그들의 불안이라는 것은 잘 수 없는 밤의 어둠속에서 생각하는 '이 깜깜한 어둠이 앞으로 계속되는 게 아닐까'하는 불안이다.

이런 불안에 대해서 1주일로 기간을 한정해서 고통이 많은 작업을 한다는 방법을 취하면 우선은 기간이 한정되어 있는 점이 효과적으로 작용하게 된다. 더구나 실제로는 자고 있기 때문에 그 정도로 본래의 불면과 불면으로 생기는 불안을 정확히 분리할 수 있다는 효과도 있다. 물론 지금 말한 얘기는 하루종일 일하는 사람으로 낮에 잠 잘 수 없는 경우뿐이다. 낮에 잘 수 있는 사람이라면 무리해서 밤에 잘려고 할 필요는 없다.

*** 알콜과 수면**

알콜에는 중추신경억제작용이 있다. 따라서 건강한 사람이라면 소량의 알콜을 나이트캡, 즉 잠자리 술로 수면제처럼 사용할 수 있다. 그러나 알콜의 양이 늘어나면 깊은 수면이 억제되어 버려서 결과적으로 숙면을 할 수 없게 된다.

*** 항울제**

우울병이란 기분이 가라앉은 상태를 말하는데 이 치료에 사용되는 약제가 바로 항울제이다. 초조나 불안에 잘 듣는 진정작용이 강한 약, 가라앉은 기분을 밝게 하는 작용이 강한 약, 의욕을 항진시키는 작용이 있는 약 등이 사용되고 있다.

술을 끊고 있는데 기분이 가라앉는다면 우울증에 빠지게 되는 것은 아닐까

술을 끊으면 맥이 풀리거나 우울해져 버리는 경우는 조금도 특별한 증상은 아니기 때문에 절망에 빠질 필요는 없다.

알콜의존증자에게 있어서 알콜은 긴장이나 불안 등 심신의 스트레스에 대한 자기 치료약이었다. 마심으로써 불안을 달래고 릴랙스하고 있었기 때문에 금주하고 그 술을 뺏아 버리면 억눌려 있던 증상이 겉으로 나타나는 것은 오히려 당연한 일이다.

이런 상태를 정신의학적으로는 '터널에 들어가다'라고 부른다. 터널에 들어가면 심신의 부조증상이 여러 가지 나타난다. 가장 많은 것은 억울상태*이다. '정말로 이제 틀렸다'고 절망하게 되고 무기력해져 우울해져 버린다. 이 상태가 계속되면 우울증에 빠진다.

또한 위나 십이지장에 스트레스성 궤양이 생기거나 두통도 많고 이나 치질의 통증으로 진료를 받게 되는 경우도 이 시기에는 흔히 있다.

진단 후에 이런 증상이 나타나는 것은 오히려 좋은 징후라고 하면 모두 기뻐한다. 어쨌든 뭔가가 특별히 변하는 것도 아니지만 본인에게 있어서는 가장 괴로운 시기인 만큼 이 점을 분명히 알아 두면 회복할 때 훨씬 수월해진다는 것도 납득할 수 있을 것이다.

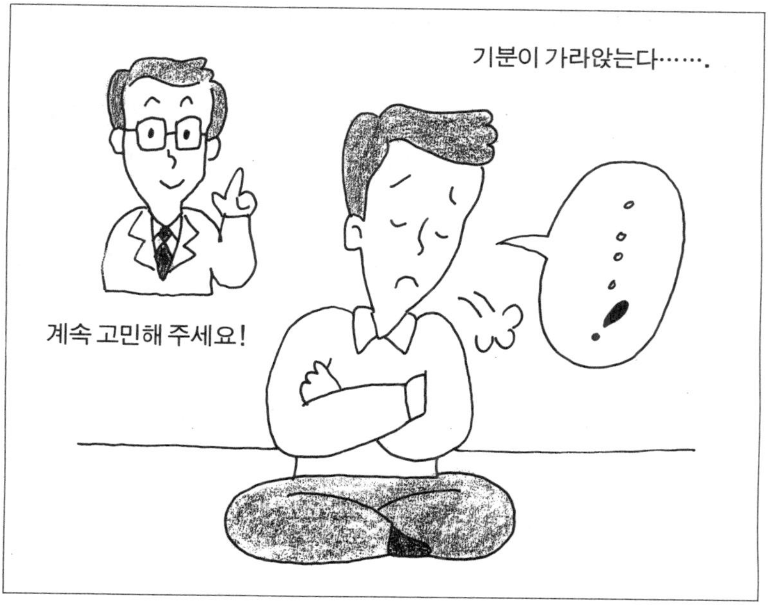

사람에 따라서는 이 시기에 다시 술을 마셔 버리거나 이상하게 활동적인 사람이 되거나 한다.

예컨대 동호회에 나가느라 몹시 바빴다거나 집을 나가버린 부인을 찾아 다니느라 바빠서 괴로운 상태에 직면하지 않은 채로 터널을 빠져 나온 경우의 사람도 있다.

이런 사람들은 더 우울해지지도 않고 일련의 증상도 별로 나타나지 않으며 또한 나타났다고 해도 매우 가볍다. 그런데 시간이 흐른 후 여유가 생기면 반드시 좋지 않은 후유증이 남는다. 즉, 조금도 회복되지 않고 실패를 반복한다는 악순환에 빠지기 쉽다.

이런 이유로 이 터널에서 어떻게 빠져 나오는가가 알콜의존증 치료에서 가장 어려운 문제이다. 때로는 향정신제*를 사용하는 경우도 있지만 효과는 별로 없다.

유일하게 대책이 있다면 금주 후 우울해지는 것은 오히려 건강한 상태이니까 그것을 받아들이는 자세로 생활하라는 것 뿐이다.

사람으로 태어나서 우울해서는 안 된다는 법은 없으므로 기분이 회복될 때까지 우울의 밑바닥까지 체험하도록 한다.

그리고 그 고민에서 빠져 나오기 위해서는 고민의 근저에 있는 불안이나 분노를 그 나름대로의 형태로 표현해서 해소해 나가는 수 밖에 없다.

---

* 억울상태

우울병, 간질이나 뇌의 기질성 질환 때에 볼 수 있는 병적인 기분, 사고나 행동이 억제된 상태를 말한다. 증상이 가벼울 때는 결단력이 둔해지거나 자발성이 없어지거나 해서 신체의 부조화를 호소하는 정도이지만 중증이 되면 강한 불안이나 절망감에 빠져 자살의 위험성도 나타난다. 금주 후 생기는 무기력, 억울기분은 '금주 후 억울상태'라고도 불린다.

* 향정신제(向精神劑)

정신상태를 안정시키는 약제. 진정제, 최면제, 신경차단제, 정신고양제 등이 있다.

술을 끊고 나서 늘 시무룩해 있는 남편, 괜찮을까

그것은 일종의 '드라이 드렁크'이다. 즉 술을 마시지 않고 있는데 마치 취했을 때와 같이 분위기에 어울리지 않는 큰 소동을 피워 보거나 의미도 없이 화내거나 슬퍼한다는 언동을 취하는 상태이다.

이 상태에서 진짜 회복을 향한 통과의례라고도 할 만큼 앞에서 설명한 '터널'에 들어가는 사람도 있다.

어쨌든 좋은 징조이다.

그런데 부인을 비롯해서 주위에 있는 사람에게 있어서는 아마도 '일년내내 시무룩해 있으면 옆에서 견디기 힘들 것'이라는 기분이 들 것이다.

이런 마음을 먹고 있다가는 가끔 아예 술을 권해 버린다는 경우가 흔히 있다.

예컨대 이 시기에는, 특히 부부관계에 있어서는 임포텐츠라는 것이 문제가 된다. 실제로 알콜 상담 · 치료의사들은 알콜 의존증자의 부인한테 '완전히 성교섭이 없어졌는데 이것은 약

때문이 아닌가. 항주제에 거세작용이 있는 것이 아닌가'라는 얘기를 자주 듣는다고 한다.

일부의 사람은 정말로 그런 부작용이 있다고 믿고 있을 정도이다.

실제로는 항주제에는 그런 작용은 전혀 없다고 하며 그런 일이 발생하는 것은 금주가 원인이라고 한다. 따라서 회복시키는 것은 간단해서 마시게 하면 된다. 다만 그렇게 해 버리면 도로아미타불. 또 입원하게 되어 악순환이 되므로 마시게 해서는 안 된다.

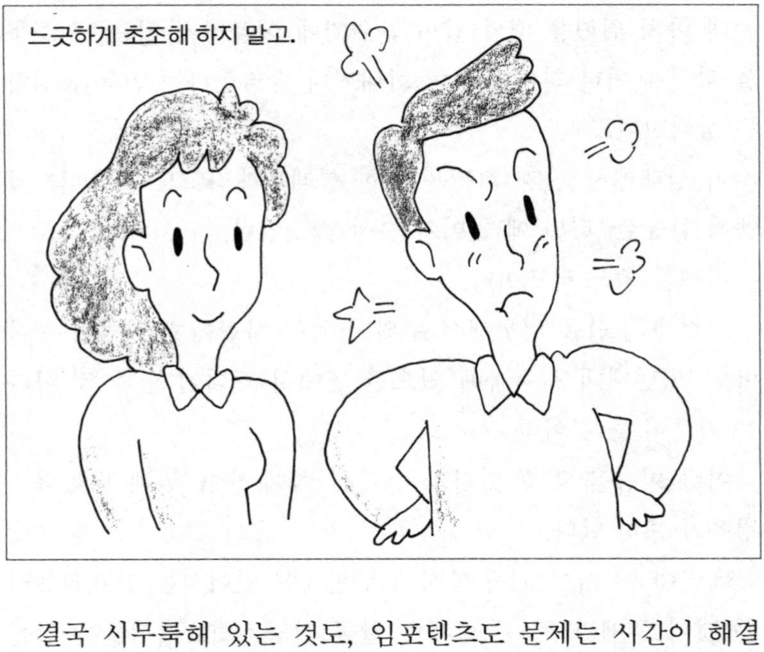

결국 시무룩해 있는 것도, 임포텐츠도 문제는 시간이 해결해 준다. 부인이 마음을 느긋하게 갖고 초조해 하지 않으면서

남편이 알콜 의존증이라는 병에서 회복하기를 오랫동안 기다려 보자는 마음이 되는 수밖에 없다.

따라서 이것을 어떤 요령으로 기다리느냐 하는 문제가 오히려 부인과 가족의 과제가 된다.

이 경우 남편이 시무룩해 있기 때문에 부인이 긴장하거나 초조해서는 곤란하다.

이렇게 되면 항상 남편과의 관계속에서 자신의 기분을 규정하는 상태, 즉 '지배하는 쪽－당하는 쪽'이라는 공의존(共依存) 관계가 되는 것이다.

이 관계가 유지되는 이상, 악순환은 계속되며 남편의 진짜 회복은 기대할 수 없으므로 우선 부인의 정신적인 회복이 매우 중요해진다. 즉 부인 자신이 자신의 생활권을 정확히 갖는 것이다.

이런 얘기는 말로 설명하기가 매우 어렵기 때문에 자신의 생활 그 자체를 즐기고 당당하게 살고 있는 사람들을 만나거나 공의존이라는 구애받는 관계에서 빠져 나와 멋지게 남편을 회복시키고 있는 사례들에 대해 정보를 얻고 그렇게 실천하는 것이 제일 좋은 방법이라고 하겠다.

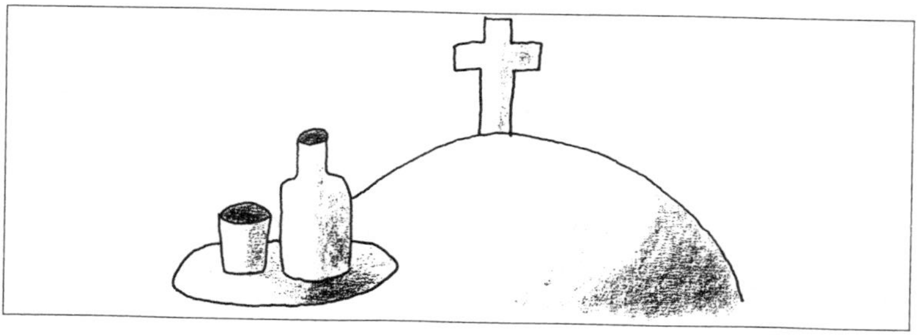

이중인격을 극복하지 않으면 알콜의존증은 정말로 치료된 것이 아니다

□ 알콜의존증자는 '말짱한 정신으로는 질식할 것처럼 느끼는 사람'

알콜의존증자의 인격에 대해 생각하기 위해서는 마시고 있을 때와 마시고 있지 않을 때에 그들의 행동거지의 차이를 확실히 확인하고 거기에서부터 얘기를 진행해 갈 필요가 있다.

그 차이를 보통은 '술만 안 마시면 좋은 사람이다'라고 말해 버리기 쉽다. 그러나 이 '좋은 사람이다'라는 말이야말로 문제가 있는 것이 아닌가. 사실 이것이 '왜 그들은 이렇게 좋은 사람인데 술을 마셔야 하느냐'를 생각해 나가는데 있어서 가장 중요한 점이다.

보통, 우리들은 그만 자신에게 있어서 편리하도록 인격에 대해 너그러워져 버린다.

관용이라고 하면 말은 좋지만 편리하니까 좋은 사람이라는 얘기를 하게 되는 것이다.

그러나 '좋은 사람이라는 말을 듣는 가운데 느끼는 고통' 같은 것도 생각해 봐야 한다.

이 경우의 '좋은 사람'이란 뒤집으면 말짱한 때에는 자기 주장을 할 수 없다, 부정적인 말은 할 수 없다는 뜻이다. 사람들은 보통 '자신은 이러니까 이것을 갖고 싶지 않다'라고 분명히 자기주장하고 '노(no)'를 말한다.

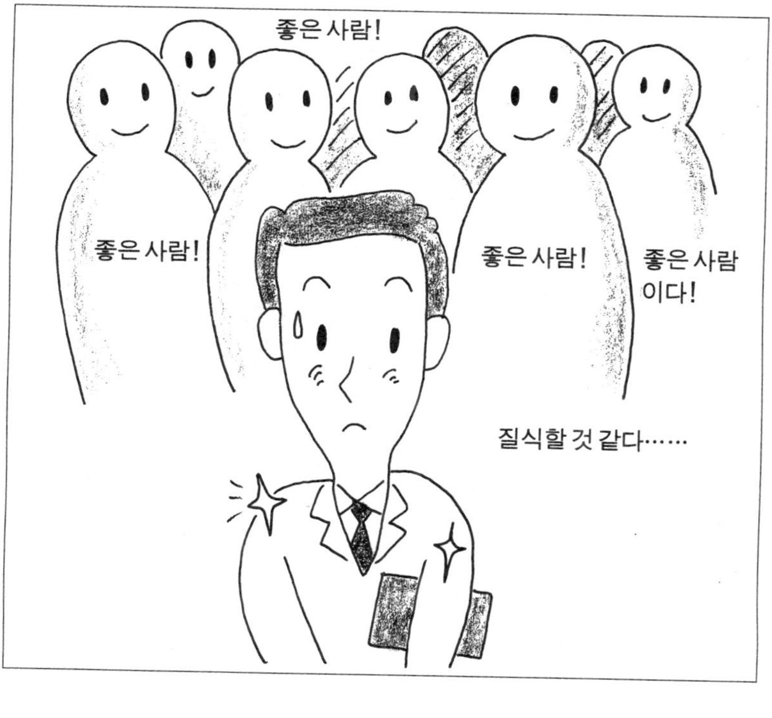

이 'no' 하는 감정이 어린 아이들에게 있어서는 분노 혹은 분노와 비슷한 폭발적인 미분화된 감정인데 성인이 됨에 따라서 발달하여 세련된 것이다. 따라서 노를 할 수 없다는 것은 자신

속의 분노를 억제하고 산다는 얘기로 이것은 사실 매우 위험한 일이다*.

따라서 그들에게 있어서 술을 마신다는 것은 그 사람의 인생을 산다는 의미에서는 매우 중요한 의미를 갖고 있으며 그런 사람은 그저 말짱한 정신으로는 질식해 버리는 생활을 하고 있다는 식으로 받아들이는 것이 옳다.

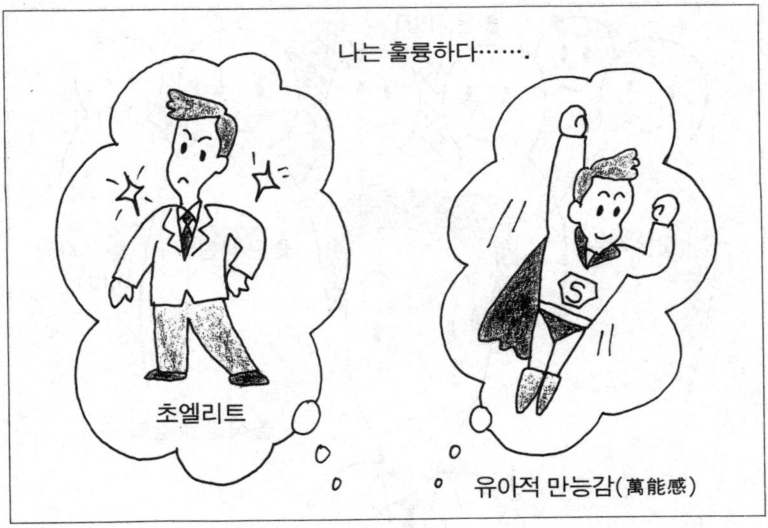

말짱한 정신일 때는 여기에 한층 더해서 어른이라는 사회적 인식이 그의 자아를 억압하고 있는데 이렇게 충분히 인격 속에 총체화되어 있지 않았던 것이 분출되어 매우 원시적이라고 할까, 유아적이면서 자기중심적인 본래의 형태로 분노가 표현되는 것이다.

그리고 '유아적 자족감'이라고 부르는데 어린 아이는 세상이 자기 중심으로 돌고 있다고 생각하고 있고 또 자신의 신념으로 모든 일을 할 수 있다는 식으로 자신이 마술적인 능력을 갖고 있는 듯한 기분속에서 살고 있다. 그런 슈퍼맨 소망과 같은 것도 취하면 자꾸 나타나 버린다.

이런 점이 취했을 때와 말짱한 때의 그들의 인간성이 다르게 나타나도록 하는 것인데 알콜 상담사들은 이것을 '이중인격'이라고 한다.

□ 말짱한 상태가 계속되면 '드라이 드렁크'로

그럼 그들의 유아적인 부분이 정신이 말짱했을 때는 일체 나타나지 않는걸까? 단언하자면 그렇지만도 않다.

항상 취해 있을 때에는 취했을 때에 자신의 본성을 드러내면 되지만 금주(禁酒)해서 말짱한 상태가 한참 계속되면 그 속에서 점점 질식하게 되어 금붕어가 산소를 요구하듯이 둥둥 떠오른다.

그리고 가끔 말짱한 상태로 취했을 때와 같은 행동을 보여서 말짱한 상태로 분노를 폭발시키는 경우가 있다. 이런 상태를 '드라이 드렁크'라고 부르고 있다.

드라이 드렁크가 나타나는 방법은 지금 말한 분노 발작 같은 것뿐 아니라 사소한 것들도 있다. 예컨대 타인이 자신보다 좋은 생활을 하고 있는 것을 보았을 경우에 완전히 실망해 버려서 '이제 틀렸다'고 생각하고 자리에 누워 버리거나 하는 경우도 포함된다.

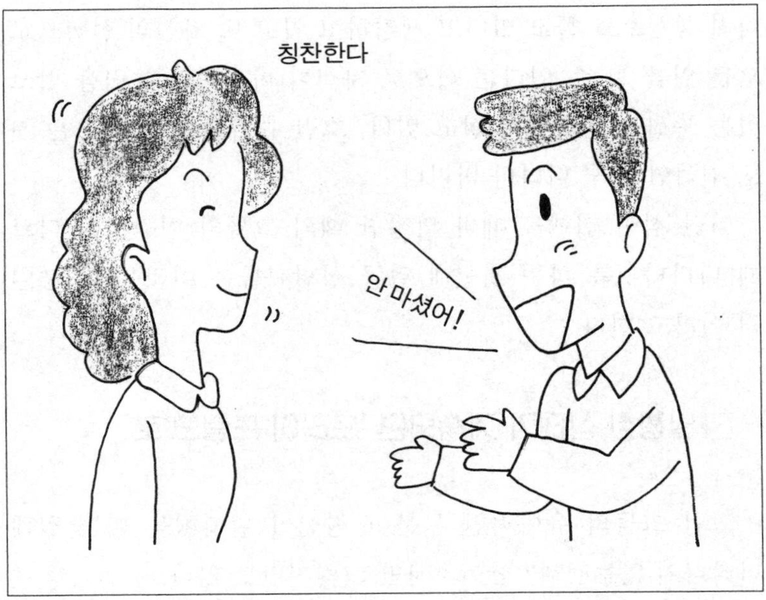

이렇게 자기중심성과 과대망상성이 역전되어 무리하고 비합리적인 자기비하가 나타나는데 이런 것들도 역시 어린애 같은 슈퍼맨 소망에 의한 것이라고 해도 좋다.

성숙한 어른이라면 '그러려니……'하고 생각하는 것이다. 그러나 그들은 절대 그렇게 생각하지 않고 매우 위대한 일이라고 생각하고 기분이 좋거나 혹은 그것이 충족되지 않아 매우 비참한 느낌이거나 둘 중의 하나이다.

이것이 불안정하면서 성숙하지 않은 심리상태이기 때문에 그런 심리를 간직한 채 술을 끊어서 말짱한 상태가 계속되면 가끔 감정폭발이 나타난다. 이것도 바로 그들이 이중인격자라는 증거이다.

□ 이중인격이라는 점을 감안한 치료부터 시작

'그럼 이중인격을 어떻게 하면 좋으냐'하는 문제인제 '40이나 50이라는 많은 나이가 되어 성격이 그렇게 간단하게는 바뀌지 않을 것'이라며 미리 포기할 필요는 없다.

지금까지 얘기해 온 이중인격은 알콜의존증자의 자연스런 모습이다. 따라서 서둘러 그 인격을 바꿔야 한다고 생각하지 않는 편이 좋다. 오히려 금주를 계속하기 위해서는 이 인격적인 통합의 약점을 이용하는 것도 효과적이다.

무슨 얘기인가 하면, 알콜의존증자에게 있어서 오늘 술을 마시지 않는다는 것은 목숨을 건 모험이므로 마시지 않는다는 그들의 행위를 높이 평가하는 누군가의 시선이 필요하다. 다시 말해 칭찬과 같은 것이다. 더구나 그들이 동경하고 있는 사람이 그것을 하는 것이 제일 좋다. 이런 이유로 부인의 첫째 일은 남편이 말짱하게 있으려는 노력에 어떻게 주목해 주느냐 하는 것이 된다.

마시든 안 마시든 지쳐서 돌아와 방에 혼자 누워 있는 생활을 하면 마시게 되는 것이 당연할 것이다. 그래서 따뜻한 분위기라든가 '용케 안 마셨군요'라고 말해 주는 사람이 아무래도 필요하다.

그리고 칭찬으로 그들은 그들이 들으면 화낼지도 모르지만 매우 기뻐한다. 과대하게 '자신이 위대하다'라고 생각하며 말을 한다면 그 얘기에 동의한다고 말해 주는 편이 좋다. '별 일 아니다. 큰일이라고 생각하는 당신이 유치하다'라고 말하면 안 된다.

그 증거로 그들은 말짱해지면 곧 얘기 상대를 찾는다. 마시지 않는 자신을 보일 상대를 말이다. 따라서 자신의 동료들을 중심으로 한 금주모임 같은 것이 곧 생긴다.

이 단계에서 이미 조금 변화가 생기기 시작하고 있다. 다시 말해 그들은 그때까지는 알콜로 자신의 얘기를 지어 온 사람들이다. 음주로 여러 가지 과대한 얘기를 하거나 해서 말짱한 현실의 생활과는 다른, 취했을 때의 얘기를 따로 갖고 있었기 때문에 그 얘기를 들어 줄 술 친구가 필요했던 것이다.

그런데 금주를 시작하면 그런 술을 마시고 할 때의 얘기를 대신할 정신이 말짱한 상태의 얘기를 들어 줄 상대를 찾는다.

'나는 위대한 인물이다'부터 시작하는 것이 그때까지의 술을 마셨을 때의 얘기인데 술을 끊게 되면 '자신은 알콜의존증이다'라는 것부터 시작한다.

이 알콜의존증이라는 인식을 하게 되는 과정은 이렇다. 상담의사가 술을 끊으려는 A라는 사람에게 '당신은 알콜의존증자이다'라고 하면 처음에 A는 기분이 나빠지면서 그 의사를 좋지 않게 생각할 것이다. 그러나 이러쿵저러쿵 얘기하는 동안 결국 그 의사의 말도 지당하다고 생각되어 말짱한 정신이었을 때에 만났던 사람들이나 감정 등, 매우 자세하고 세부적인 얘기를 하게 된다. 그리고 그것은 이윽고 이전의 음주 얘기와 짝을 이루는 회복의 얘기가 되어 간다.

이 얘기를 할 수 있게 되지 않으면 금주는 계속되지 못한다. 그리고 이것 자체가 매우 나르시시스틱*한 작업이다. 마시고

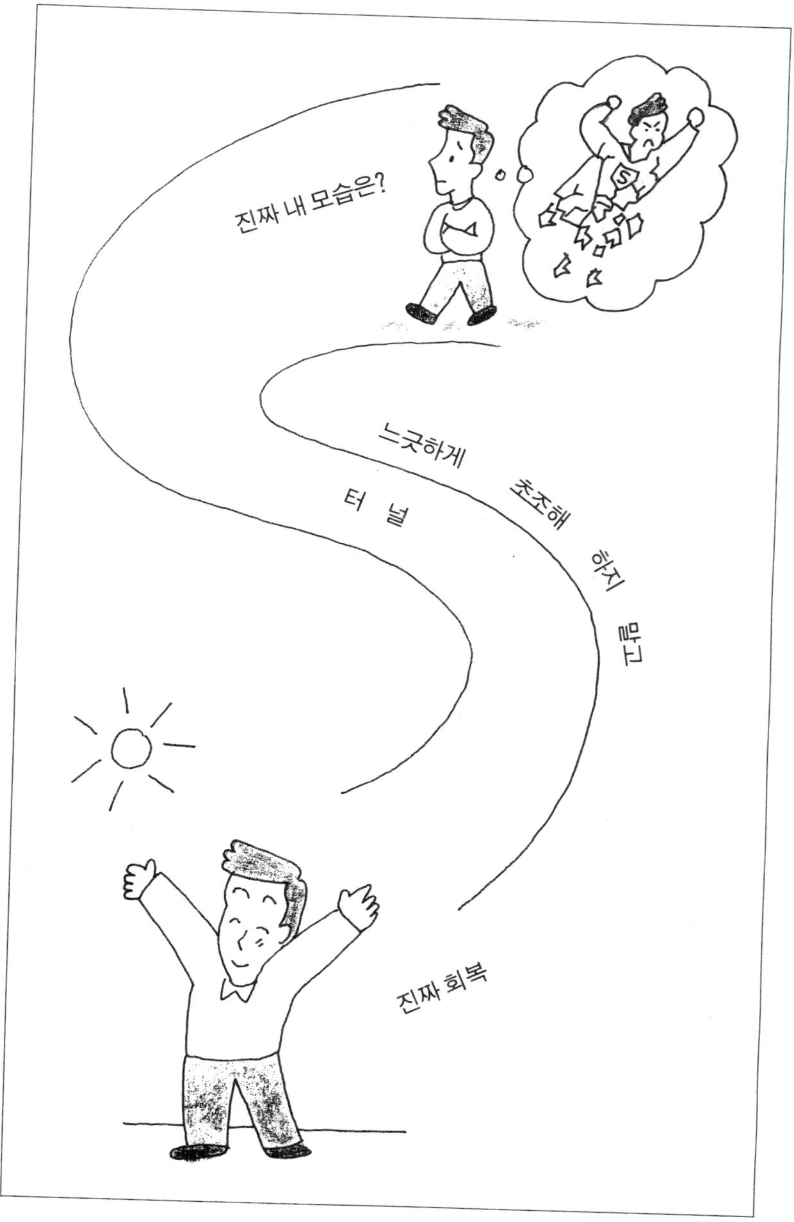
진짜 내 모습은?
느긋하게
초조해
하지
말고
터 널
진짜 회복

얘기하는 것도 나르시시즘이지만 말짱해져도 나르시시즘은 보존되어 있어서 그때 얘기를 하게 되면 그런 심리가 표출된다.

금주모임이나 상담 프로그램은 그런 얘기를 하고 들어주는 관계의 장(場)이다. 중요한 사실은 그들의 나르시시즘을 무너뜨려서는 안 된다는 것이며 우선은 소중히 보존하게 하는 것이 원칙이다.

□ 완전한 회복까지는 10년 정도가 걸린다

금주를 계속하고 있게 되면 그들은 몇번인가 드라이 드렁크를 반복하는 사이에 점점 당황하게 된다. 동료 알콜의존증자들과 접하고 있는 사이에 타인은 잘 보이기 때문에 우선 '어쩜 그렇게 그들은 유치할까'라고 생각하게 된다. 이윽고 그동안의 자기 자신에 대해서도 어이없게 생각하게 된다. 이 정도까지 가는데 대개 2, 3년에서 4, 5년은 걸린다. 단, 어디까지나 말짱한 상태를 계속 유지하고 있었을 경우이다.

'이래서는 안 돼'하고 깨달으면 그때부터 심리적으로 우울해진다. 이것은 매우 실존적인 우울이다. '자신이란 도대체 무엇인가'라고 생각하게 되는데 정신 성장이 따르는 우울이다. 단순한 우울병이 아니고 이것은 매우 중요한 것이다.

알콜 치료 전문가들 중에서는 이 상태를 '터널에 들어갔다'고 부르지만 술을 끊는 기간이 오래 계속되고 나서 일어나는, 일종의 자아 수축 즉 알콜에 의존하고 있었을 무렵의 과대망상적인 자아가 '부푼 자아'라고 하면 좀더 '움츠러든 자아'가 된다. 이것을 경험하는 시기가 바로 이때라고 할 수 있다.

이 시기에 그들은 5년 이상 혹은 6년 이상 계속 술을 끊고 있었기 때문에 주위 사람들에게 대단하다는 평가(일종의 추켜올림)를 받는다. 그러나 세상에 나오면 일개의 샐러리맨으로서 옛날처럼 1잔 하고 호기를 부릴 수도 없기 때문에 '자신은 대체 왜 살까'와 같은 문제를 진지하게 생각하게 된다.

이 시기에 그들은 '집과 회사 사이를 오가며 돈을 벌어다 주는 기계일 뿐'이라는 식으로 여러가지 비관적인 호소를 한다. 그러나 이런 고민을 하는 가운데 일종의 정신 성장이 일어난다. 그래서 자신의 한계를 확실히 파악할 수 있는 상태가 되면 드라이 드렁크라는 상태도 급속히 줄어들게 된다.

이런 과정을 거쳐서 겨우 긴 경과 속에서의 진짜 회복이 있게 된다. 여기에 이르기까지 대개 10년 정도는 걸리므로 초조해 하지 않는다.

*** 분노의 억제**

분노는 욕구가 충족되어 있지 않다는 표현으로 인간에게 있어서 자연스런 감정임과 동시에 생존상 불가결한 것이기도 하다. 정신적으로 성숙한 성인이라면 자기주장이라는 방법으로 이 분노를 표현해 가는데 성인화가 덜 된 사람의 경우에는 분노를 적절히 표현할 수 없는 경우가 많다. 이 억압된 분노는 결국 여러 가지로 형태를 바꾸어 표면에 나타나는데 그 하나가 알콜의존이다.

*** 나르시시즘**

narcissism. 자기애. 그리스신화의 미소년 나르키소스가 물에 비친 자신의 모습에 반해서 익사하여 수선화가 되었다는 얘기에 근거하는 정신분석 용어로 자기도취 타입의 사람이나 자부심이 강한 사람을 나르시시스트라고 부른다. 정신의학적으로는 인격장애의 한 타입. '자기애 인격장애'로 구분된다.

술을 끊은 지 2년이 되어 간다면 신년회나 망년회 때에 한 잔 정도 마시는 것은 괜찮지 않을까

이 경우 의사들은 입장은 마시지 않는 것이 좋다고 하겠지만 어느 정도 금주의 결의가 다져지고 실행 가능하게 되었다면 '성숙한 어른으로서의 자신의 판단'을 존중해서 결정하는 것이 최상의 판단이라고 할 것이다.

옛날에는 한번 알콜의존증에 걸린 사람은 다시 마시면 또 금방 브레이크가 듣지 않게 되어 연속 음주에 빠져 버린다고 했다. 그러나 요즘은 세계적인 추세를 보면 알콜의존증이라는 진단명이 정확히 붙은 사람의 약 20%가 관혼상제가 있을 때에 한 잔 정도 마시고 있는 것으로 보고되어 있으므로 '마시면 이제 끝장'이라는 일종의 금주 노이로제를 가질 필요는 없으리라고 생각한다.

그러나 적어도 한번 알콜의존이라고 인정한 자신을 어느 사이엔가 망각하고 보통 사람과 마찬가지로 마실 수 있다는 환상 속에 빠지는 일만은 피하는 편이 좋다.

다시 마시면 매우 위험한 것은 확실하다. 알콜에 시달린 예전의 생활이 한꺼번에 부활하는 일은 충분히 있을 수 있으며 실제로 그런 사례도 많이 있다고 한다.

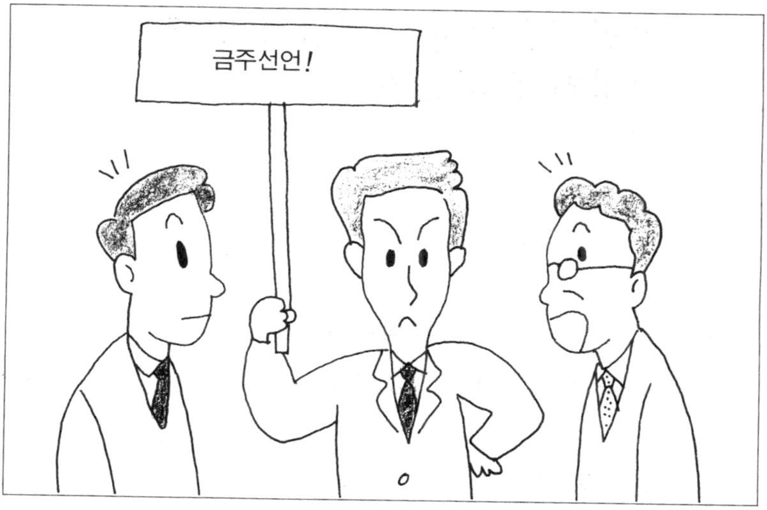

피치 못할 사정으로 만약 한 잔 마시게 될 경우 중요한 것은 알콜의존증인 자신을 얼마나 인지하고 있느냐 하는 점이다. 그러나 인지하고 있어도 그것을 주위 사람에게 숨기고 있으면 도저히 마시지 않을 수 없게 된다.

따라서 '나는 알콜의존의 문제가 있기 때문에 술을 끊어야 한다'고 말할 수 있느냐 아니냐가 관건이다. 즉 주위 사람들에게 '나는 술을 마셔서는 안 된다. 마실 수 없어서가 아니라 마시게 되면 엉망으로 취하게 되고, 그래서 몇년 전부터 안 마시고 있으니 이해를 해달라'고 금주 선언을 할 수 있어야 한다는 것이다.

알콜의존증자는 정말로 일찍 사망하게 되는가

관련 의사들의 얘기로는 사실이라고 한다.

어떤 조사에서는 알콜의존증 진단을 받은 사람의 사망시 평균 연령은 52세이라는 결과가 나와 있다. 이 사망원인에는 병사(病死)와 사고사가 있다.

알콜의존증자의 병사에서 가장 많은 것은 역시 간경변이나 알콜성 간염 등의 간장장애. 그 외에 암에 의한 사망도 보통 사람들보다 2배 정도 많다고 한다.

이어서 볼 수 있는 것이 심부전이나 뇌혈관장애*로 인한 사망이다.

이 중 암에 의한 사망에서 많은 것은 위암이나 식도암이다. 이 암사망에 대해서 조사해 보면 알콜의존증 진단을 받은 사람의 경우 그 후 술을 마시든 안 마시든 똑같이 발생률이 높다고 한다.

따라서 어느 시기까지 대량의 알콜을 마셔 버리면 이미 그 시점에서 암 발병이 결정되어 버리는 약간의 요인이 있지 않을까 하고 생각되고 있다.

한편 알콜의존증자의 사고사인데 이것도 매우 많아서 보통 사람들보다 7배 정도 높다고 한다.

이 사고사에는 만취해서 일으킨 교통사고로 인한 것이 많다고 하는데 그 중에는 만취해서 도로에 누워 있다가 봉변을 당했다는 형태의 교통사고도 있다.

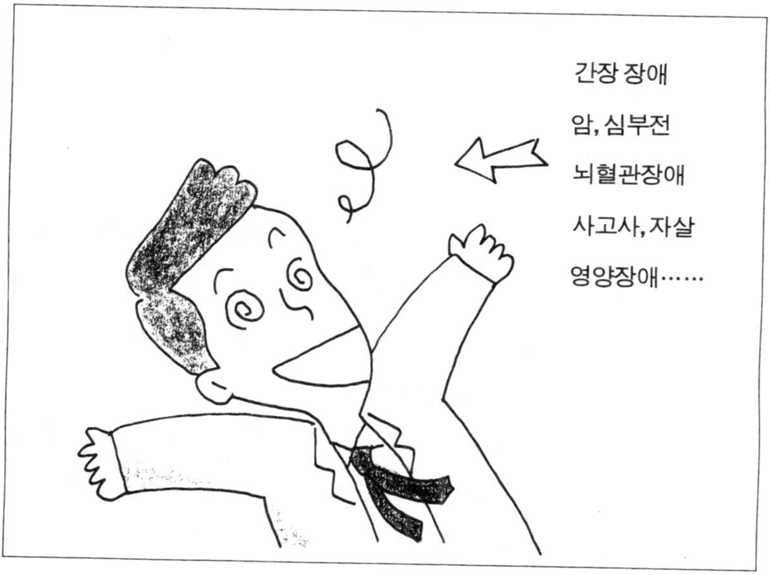
간장 장애
암, 심부전
뇌혈관장애
사고사, 자살
영양장애……

더욱이 취해서 계단에서 떨어졌다거나 넘어져서 머리를 부딪쳤다든가 부상으로 인한 사망이나 얼어 죽는 동사(凍死) 등의 형태가 있다.

또한 알콜의존증자에 자살자가 많은 것도 특징적으로 보통 사람들의 7배나 된다.

그리고 조금 전에 병사(病死)의 사인중 하나로써 심부전을 들었는데 이 중에는 '마시고 있는 사이에 죽어 버렸다'라는 경우에 해당되는데 술을 마시고 있는 사이에 영양장애 등을 일으켜서 죽음에 이른 예가 실제로는 상당히 있다고 한다.

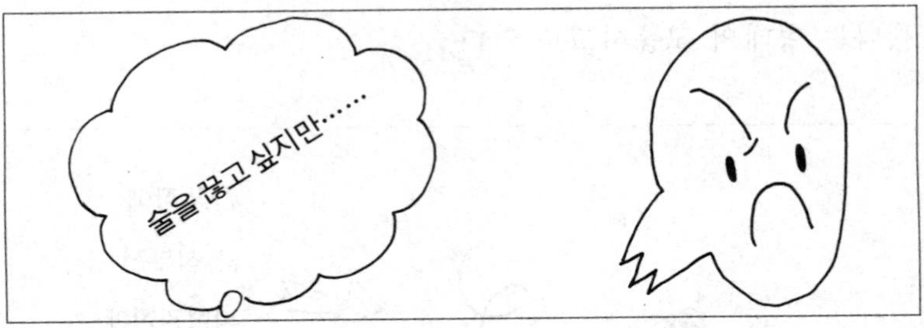

즉 연속음주발작이 일어나면 마시고 자고, 일어나면 다시 마신다는 생활이 되어 알콜밖에 몸에 들어 오지 않게 된다. 이 상태가 1주일이나 10일 정도 계속되면 영양장애에서 죽음으로 이어지는 사태도 당연히 일어난다.

이런 경우 의학적인 사망진단서에는 '심부전'이라고 쓰이겠지만 진짜는 알콜의존증으로 죽었다고 생각해야 할 것이다.

이렇게 알콜의존증이라는 병은 죽음으로의 특급열차라고 할 만큼 죽음으로 직결된 매우 심각한 현대병의 하나이다. 이 점을 확실히 인식하고 자신의 알콜 문제를 생각해 봐야 할 것이다.

＊ 뇌혈관장애

뇌속을 달리고 있는 혈관이 어떤 원인으로 막히거나 피를 토하는 상태를 말하며 뇌경색(뇌혈전, 뇌색전), 뇌내출혈, 지주막하출혈 등이 대표적인 질환이다. 뇌의 급격한 순환장애로 두통, 의식장애, 경련 등이 나타난다.

알콜 상식

❖ 혈액검사로 알 수 있는 알콜에 의한 간장장애

• 감마 GTP치가 높아진다!

감마 GTP는 간장의 세포내에서 생산되는 효소(일종의 단백질)의 하나. 간장에 약간의 장애가 일어나서 간세포가 파괴되면 이 효소가 혈액속으로 흘러나오기 때문에 간장의 기능상태를 아는데 있어서 매우 중요한 지표가 된다.

감마 GTP치의 상승은 어떤 간장 장애에서나 볼 수 있지만 특히 알콜에 대한 반응이 민감하기 때문에 이 수치를 조사하면 술을 먹었는지 안 먹었는지를 알 수 있다고조차 한다.

개인차는 있지만 정상범위의 기준은 남자 0~70, 여자 0~40단위 (IU/ℓ) 이하. 음주에 따라 다소 올라가도 간장장애가 가볍다면 술을 끊고 나서 곧 정상 범위로까지 개선된다. 그러나 다시 술을 마시면 곧 다시 올라간다.

이 수치가 80을 넘는 것 같으면 지방간이나 알콜 간염 등의 알콜성 간장장애 및 간경변이 의심된다.

정식 명칭은 감마 글루타민 트랜스펩티다아제이다.

• GOT, GPT치가 높아진다!

GOT · GPT 모두 감마 GTP와 같이 간세포에서 만들어지는 효소이다. 간장 기능을 조사하기 위한 대표적 효소로 알콜에 관해서는 오히려 앞의 감마 GTP가 민감하게 반응한다.

정상범위는 GOT치 8~40, GPT치 5~35단위. 간장이 장애를 받으면 모두 그 수치는 상승하지만 알콜에 의한 간장장애에서는 GOT치 쪽이 GPT치보다도 보다 높아지는 것이 특징.

이 GOT치와 GPT치가 정상 범위에 있고 더구나 감마 GTP치를 80이하로 유지할 수 있도록 자신의 음주량을 컨트롤하는 것이 이상적이라고 한다.

그러나 이 수치를 넘어서라도 마시지 않을 수 없다면 알콜성 간장장애뿐 아니라 알콜의존증의 위험도 존재한다고 봐야 한다.

GOT는 글루타민산 옥자로 초산 트랜스아미나아제, GPT는 글루타민산 피루빈산 트랜스아미나아제의 약자.

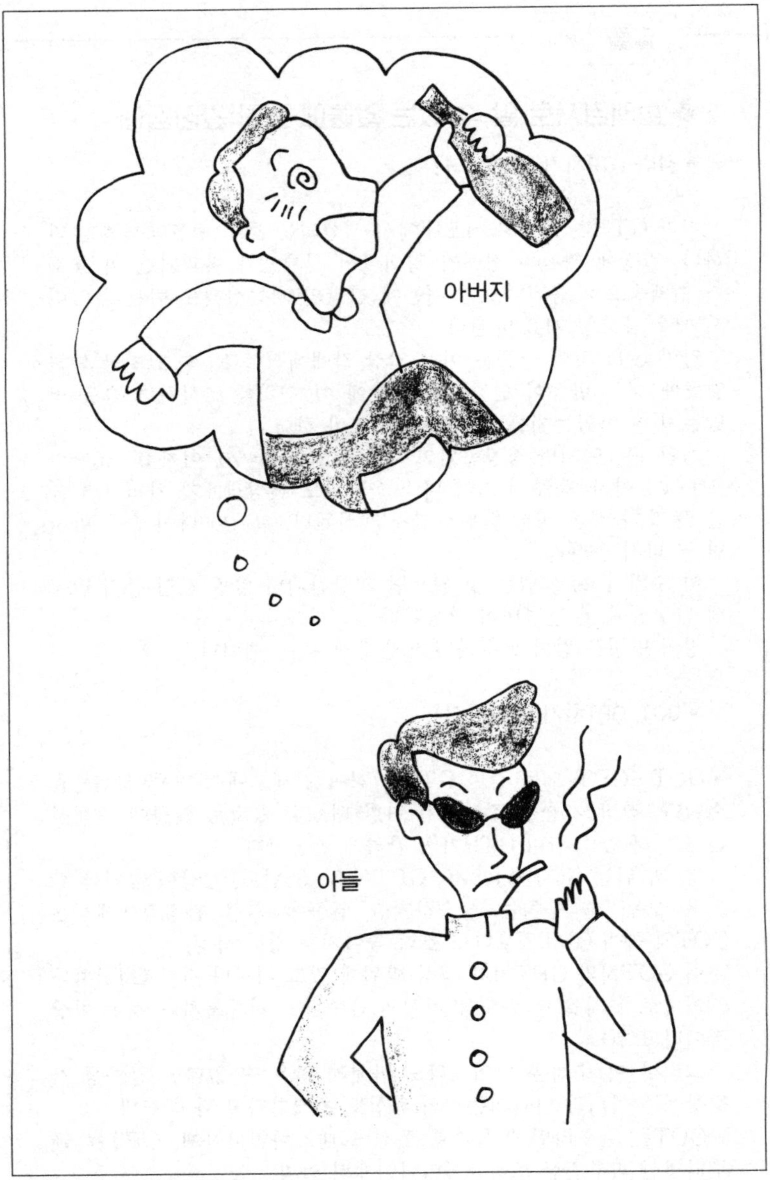
아버지
아들

제 4 장

부모의 음주가 아이들에게 미치는 영향

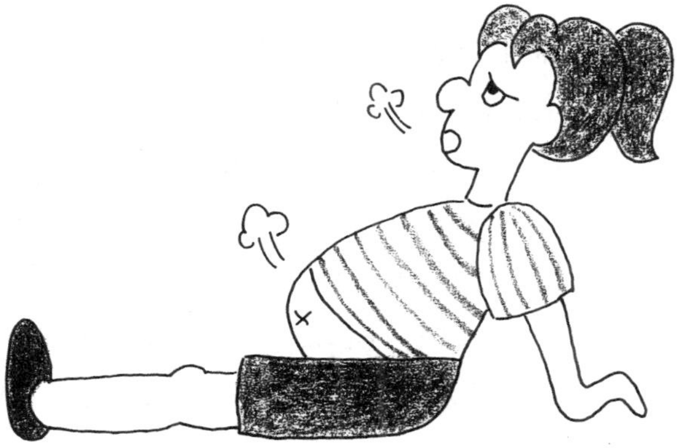

알콜의존증자들의 자식 중에서 정말로 문제아가 많이 생길까

최근에 들어와 '어쩌면 부모의 알콜 문제가 유전적인 인자를 통해서 아이 세대에 전달되는 것 같다'는 것이 몇 가지의 조사 결과로 확실해지고 있다고 한다.

그렇지만 이것은 어디까지나 통계적인 얘기로 부모가 알콜 의존증자인 아이는 성장 후 반드시 알콜 의존증에 걸린다는 얘기는 물론 아니다. 다만 이 타입의 아이들이 보통 사람들에 비해 알콜의존증의 발증률이 높다는 것은 사실이다.

그래서 알콜의존증자를 부모로 둔 아이들 중 어떤 아이가 장래 알콜의존증에 걸리기 쉬우냐 하는 점이 요즘은 전문가 사이에서 최대의 관심사로 떠올라 활발히 조사, 연구되어지고 있다. 그리고 현단계에서 가장 주목받고 있는 것은 어린 아이들에게 볼 수 있는 '불안정', 즉 '다동성(多動性)'의 문제이다.

따라서 반대로 말하면 알콜 문제를 가진 부모를 둔 어린 아이에게서 불안정한 동작을 많이 볼 수 있다고 하겠다. 그런 아이들은 어쨌든 가만히 있지 못하고 여기저기 돌아다닌다.

실제로 불안정한 동작을 보이는 아이를 심리 치료하다가 부모의 알콜 문제를 발견하는 경우도 있다고 한다. 이런 가정의 실상을 보면 아버지가 취해서 폭력을 휘두르고 있음에도 불구하고 어머니는 '남자란 취하면 때리는 법이다' 정도로 생각하고 알콜 문제로 인식하지 못한다는 것이다.

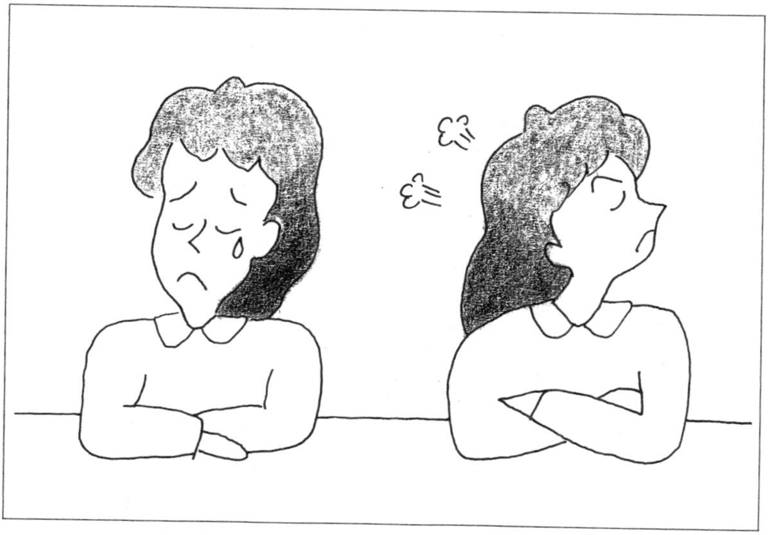

그리고 이 문제를 생각하는데 있어서 염두에 두기 바라는 것은 부모가 알콜의존증이라고 해도 2가지의 경우가 있다는 점이다. 즉 취해서 폭력을 휘두르는 경우와 그런 폭력이 없는 경우이다.

알콜 가정에서 자란 아이에게는 사춘기 이후에 종종 등교거부라든가 퇴학, 가정내 폭력, 비행청소년이 되는 등으로 소위 반사회적인 행동을 취하게 되는 경우가 있다.

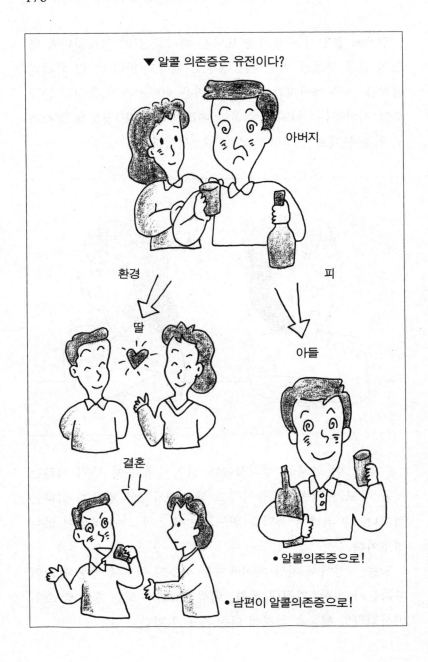
▼ 알콜 의존증은 유전이다?
아버지
환경
피
딸
아들
결혼
• 알콜의존증으로!
• 남편이 알콜의존증으로!

이런 문제 행동은 부모가 술을 마셨을 때에 폭력을 휘둘러서 그 영향을 받음으로 인해 폭력적인 행동을 배웠을 가능성이 크다고 보는 것이다.

폭력으로 상징되는 반사회적 행동에 의해 매사를 해결한다는 방법을 부모로부터 학습해 버리는 것이다. 즉 오랫동안 그런데에 익숙해져 있는 사이에 자신의 인간관계 속에서도 그 방법을 당연한 일처럼 쉽게 사용해 버리게 되는 것이다.

이렇게 알콜 가정에서 자란 아이들 중에서는 불안정한 다동작(多動作)을 보이다가 비행청소년으로 발전하게 되고 그 후에는 약물의존, 다시 알콜에 의존하게 되는 일련의 과정을 밟게 된다.

그러나 반복해서 얘기하게 되지만 모든 아이가 그런 것은 아니므로 부모가 알콜의존이라고 해서 같은 증세가 나타난다고 생각하지 않는 편이 좋을 듯 싶다.

오히려 중요한 점은 알콜의존증자가 아닌 또 한 사람의 부모는 어떻게 하고 있느냐 하는 문제이다.

예를 들어 부친이 알콜 문제를 일으키고 있는 경우 술에 취하지 않은 모친은 그 남편의 문제로 불행한 얼굴을 하거나 불평하고 있지는 않은지 하는 점이다. 그런 것들이 아이에 대한 영향을 결정하는 중요한 요인이 된다.

취하지 않은 모친까지 부친의 알콜 문제에 말려들어가 버려서 부부 관계가 엉망이 된다면 아무래도 아이를 내버려 두기 쉬워진다.

가정내에는 항상 긴장이나 분노가 가득 차 있을 것이고 그

런 분위기 속에서 자란 아이로서는 늘 불안해서 인간으로서의 건전한 정신발달을 할 수 없게 될 것이다

이것이 알콜의존증의 예비군을 결과적으로 증가시켜 버리게 되는 일련의 과정인 것이다.

그러나 취하지 않은 부모만이라도 부모답게, 어른답게 행동하면 상황은 크게 달라진다.

실제로 알콜 문제를 가진 아버지들이 적지 않을 것인데 그런 가정의 아이들이 모두 문제아가 된다면 큰 일이다.

다행히 그렇지 않다는 얘기는 어머니가 자신 나름대로 노력을 했기 때문에 아이에 대한 아버지의 알콜 영향을 어떻게라도 바꿀 수 있었던 것으로 생각할 수 있는 것이다.

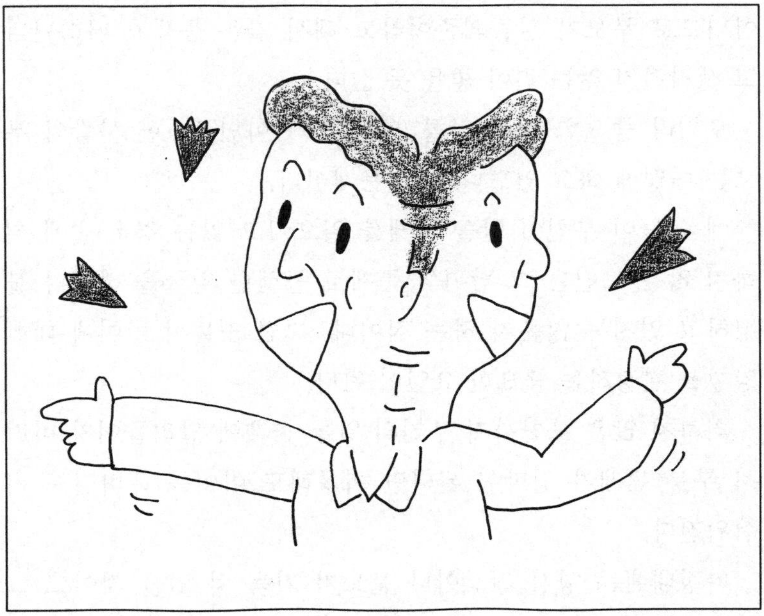

소아천식(小兒喘息)은 알콜의존증에 빠진 아버지의 영향 때문인가

알콜 문제가 있는 가정의 아이가 천식에 걸리는 예는 확실히 많다고 할 수 있다.

그것은 가정내에 가라앉은 폭력적이고 배타적이면서 자기중심적인 인간관계 속에서 아이가 정서적으로 불안정해져 있다는 사실의 표현으로 생각할 수 있다. 즉 심신증*의 하나라고 해도 좋을 것이다.

따라서 심신증(心身症)으로써의 천식은 특별히 부모의 알콜 문제만이 관계하고 있지는 않다. 부친이 매우 신경질적이어서 모친이 항상 눈치를 살피면서 생활하고 있는 가정의 아이에게는 같은 증상이 당연히 일어날 수 있다는 얘기이다.

숨을 들이마시거나 내쉰다는 동작은 매우 기본적인 생명유지의 문제이기 때문에 분노, 억울, 불안이라는 정서적인 고통이나 '답답함'을 표현하는 데에는 천식발작은 매우 편리한 수단이다.

특히 어린 아이는 자신에게 정서문제가 있다고 할 때 아이

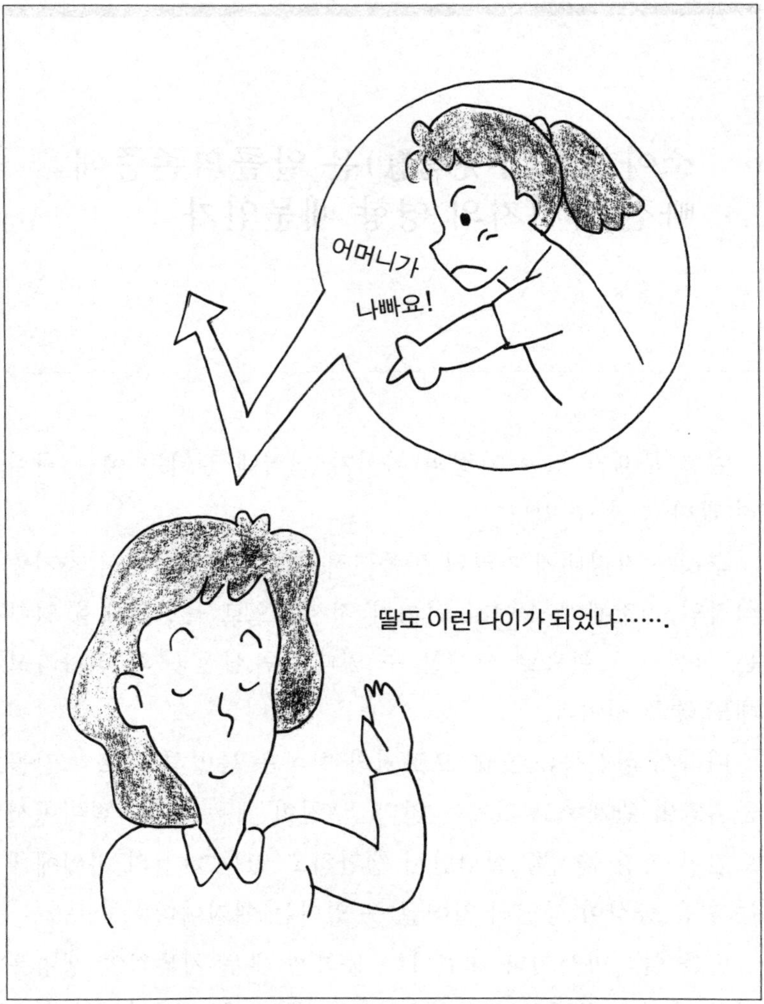

식의 표현방법으로써 이 수단을 취하는 경우가 흔히 있다.

물론 천식의 원인이 100% 심리적이라는 경우는 거의 없다. 천식을 일으키는 원인에는 신체적인 원인이나 환경요인이 있다. 그 중에서 정서적인 숨막힘이 계기가 되어 천식발작을 일으키는 경우도 있다는 것이다.

그런데 정서 요인을 일체 생각하지 않고 신체적인 조건만을 생각하고 치료하는 소아과 의사도 제법 있다. 그러나 이상적인 방법은 동시에 심리적, 가정적인 측면까지 생각해서 치료하는 것이다.

균형잡힌 의사라면 '남편의 알콜의존성이 영향을 미치고 있으니까 어떻게든 하십시오'라는 말도 할 수 있을 것이다. 그러나 실제로는 거기까지 정보를 파악하고 아이의 천식 치료를 하는 의사는 별로 없을 것이다.

그리고 아이에 대한 악영향을 생각해 가는데 있어서 중요한 또 하나의 문제는 '남편의 알콜중독'보다 오히려 '남편과 부인 사이에 있는 긴장관계'라는 것이다.

인간의 정신과 행동의 발달에 대해서는 여기에서 자세히 언급할 필요는 없겠지만 간단히 말하자면 인간은 '자신에게는 언제나 자신을 받아주는 사람이 있다'라는 모친환경*에 둘러싸여서 '한 사람의 인간'이 되어 가는 것이다.

이런 안도감이 부족한 아이가 불안이나 분노를 처리하는 방법으로써 예를 들면 천식발작을 일으키고 있다.

따라서 우선 필요한 것은 부인 스스로가 긴장된 부부관계에서 빠져 나와 자녀들에게 안도감을 줄 수 있는 어머니로 바뀌는 것이다.

이것이야말로 자녀들의 천식에 있어서 무엇보다 좋은 약임을 확실히 인식해 두기 바란다.

✳ 심신증(心身症)

특정 병명을 가리키는 것이 아니고 심리적 및 사회적인 문제에 강하게 영향을 받아서 일어나는 신체증상을 주증상으로 하는 질환을 말한다. 즉 '마음의 고통으로 일어나는 몸의 병'으로 십이지장궤양, 기관지천식, 심장신경증 등이 그 대표적인 증상이다.

✳ 모친환경(母親環境)

모친 그 자체가 아니고 모친을 포함해서 유아가 살아 남는데 필요한 환경 즉 모태를 대신하는 일체의 '수용적인 것'을 가리켜서 모친환경이라고 한다.

알콜 상식

❖ 여성이 술에 약한 진짜 이유

미국의 알콜연구센터에서 일하는 리베박사에 따르면 여성이 남성보다 술에 약한 것은 그저 체구가 더 작다거나 하는 이유가 아니라 위장의 알콜 산화 효소가 여성이 남성보다 그 활동량이 낮기 때문이라고 한다.

이제까지는 위와 소장에서 흡수되어 주로 간에서 대사작용을 하게 된다고 알려진 알콜이 위장 점막에 존재하는 알콜 산화효소들에 의해 상당량, 분해되고 대사가 이뤄진다는 것인데 그 효소의 활성도가 여성이 남성보다 훨씬 낮다는 것이다.

위장에서의 알콜 대사는 혈중 알콜 농도의 상승을 억제, 전체적인 알콜의 효과를 감소시킴으로서 우리 몸에 대한 하나의 보호장벽 역할을 한다. 이런 위장에서의 1차 통과대사의 양은 성(性)에 따라 다를 뿐 아니라 연령, 알콜중독, 또는 개인에 따라서도 달라진다는 사실이 밝혀졌다.

아버지의 알콜의존증을 어머니의 탓으로 생각하는 딸, 과연 옳은 생각인가

어머니의 존재란 딸의 자연스런 발달에 따라서 한번은 반드시 의붓자식을 구박하는 계모의 역할을 맡는다. 즉 '나의 다정한 어머니는 어디로 갔을까'라는 말을 듣는 시기가 있다. 그 시기가 바로 사춘기가 막 지난 17세나 18세경이다.

따라서 딸이 어머니에게 비판적이 되고 있는 것 자체는 절대 문제가 아니라고 생각한다.

오히려 딸의 성장으로써 기꺼이 받아들이는 것이 건전한 어머니의 이상적인 모습일 것이다.

단, 딸이 '아버지를 사랑하지 않는 어머니 탓으로 아버지가 술을 마신다'라는 발상을 하게 되는 경우도 많은데 이렇게 생각해 버리는 것은 바로 알콜 가정에서 자란 딸다운 발상이다. 딸도 부모들의 긴장 관계에 완전히 말려들어 버리고 있는 증거이다.

왜냐하면 건강한 보통의 가족의 경우 부친은 이 시기의 딸로부터 모친 이상의 미움을 받는다. 미움을 받는다는 것은 예를 들면 용돈을 달라고 할 때 외에는 가까이 가려고도 하지 않게 되는 것을 말한다.

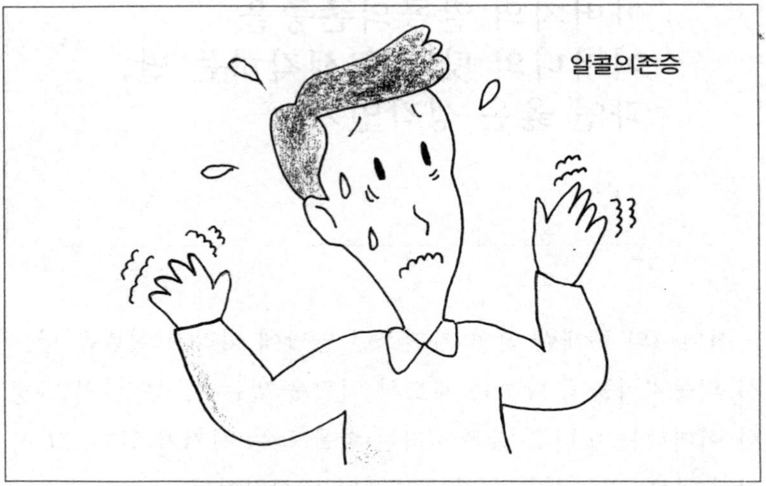

이렇게 모친에게는 비판적이 되고 부친에게는 가까이 가지 않게 된다는 행동을 통해서 부모에 대한 애착심이 조금씩 떨어져 간다.

이것을 심리학자들은 '탈애착과정'이라고 불러서 청춘기의 매우 중대한 발달과제로 받아들이고 있다.

그러나 알콜 가정에서는 이것이 아무래도 탈애착으로 가지 않고 오히려 애착으로 향해 버리게 되기 쉽다. 딸의 마음 속에서 부친이 차지하는 비율이 높아진다. 그러나 취해서 폭력적이 되는 부친의 경우는 별도의 문제이다.

숙취가 남아서 가끔 일하러 나가지 못하게 되어 버려서 이윽고 일자리를 잃게 되는 부친은 확실히 칠칠맞지만 딸에게 있어서는 직접적인 해는 없기 때문에 오히려 따뜻한 이미지를 갖고 본다.

그래서 그런 부친을 비판하고 있는 어머니가 반대로 딸의 비판의 대상이 되게 된다. 알콜 가정에서 자란 딸들이 빠지는 상태가 아마도 이 상태일 것이다.

이런 경우 어머니들은 '마시기 시작하면 멈추지 않는 아버지가 나쁘다'라고 설명하고 싶겠지만 무슨 말을 해도 딸들을 납득시킬 수 없을 것이다.

이런 경우 어머니들은 '미움을 받는 것은 당연하다' 정도로 생각하고 크게 신경을 쓸 필요는 없다.

그리고 부인 스스로도 남편의 알콜 문제에 자신이 말려 들고 있는 동안은 아무런 해결도 할 수 없다는 사실을 명심해야 한다.

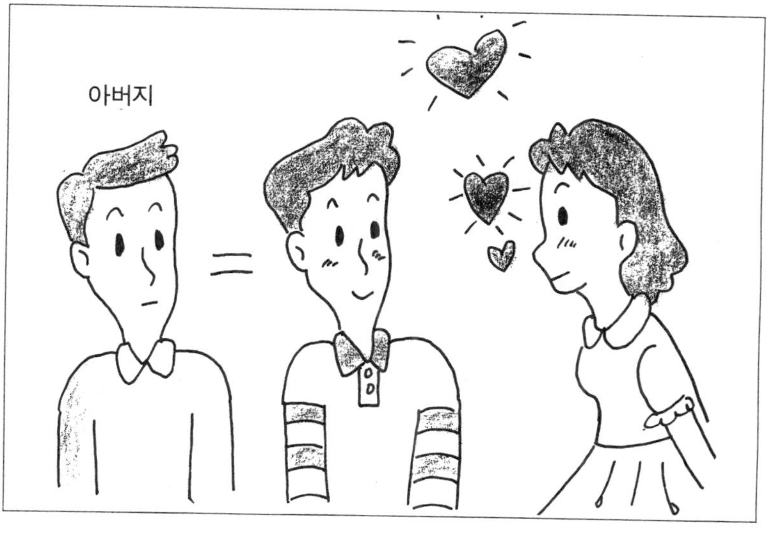

부친이 알콜의존증인 경우, 그 딸의 배우자도 그런 타입일 확률이 크다

이런 사항은 상당히 이전부터 지적되고 있었던 점으로 한 조사에 따르면 남편이 알콜의존증자인 부부 45쌍 중에서 그 부인들 중, 30%가 자신의 부친이 알콜의존증자였다고 했다는 것이다.

이 수치는 평균 비율(3%)보다 10배나 된다.

왜 이런 일이 일어나게 될까?

건강한 여자의 정신발달 과정에서는 모친은 한번은 대립하는 입장에 서게 된다는 사실은 이미 알았을 것이다.

「신데렐라」나 「백설공주」 등의 동화에서는 다정한 생모는 죽어버리고 상당히 심술궂은 계모가 대활약하는데 바로 이 계모의 모습이야말로 청춘기에 있는 여자들에게 비치는 자신의 어머니의 모습이다.

동화 속에서는 그 계모의 박해에 꾹 참으면서 이미 돌아가신 생모를 그리워하고 있으면 이윽고 백마를 탄 왕자님이 나타난다. 이 왕자님은 이미 죽어버린 생모의 환생이다. 물론 부친의 환생은 아니다.

그럼 부친의 존재는 무엇을 하고 있는 걸까? 그 경우 부친은 「신데렐라」이든 「백설공주」이든 매우 나약하고 미미한 존재로 남아 있다.

그러나 이것이 사실은 여자의 성장사에서는 의미가 있다.

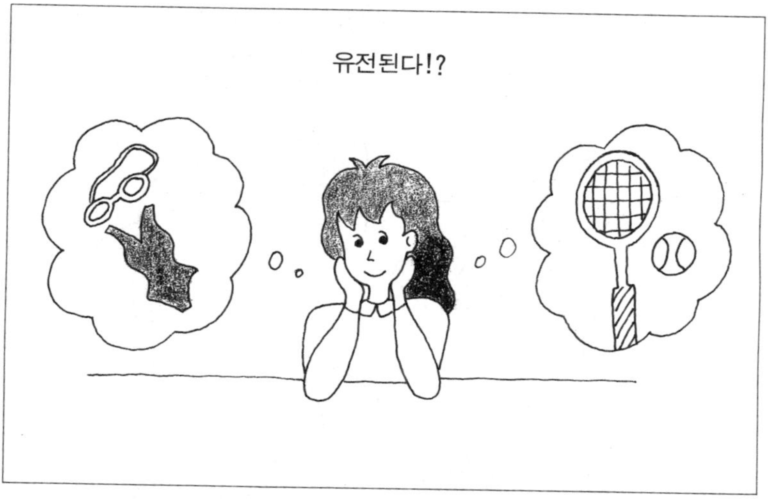

여자들은 '어머니는 심술맞고 아버지는 어머니한테 눌려 있어 아무도 나를 돌봐 주지 않기 때문에 이런 집에 있어도 방법이 없다'라는 생각에서 '언제까지나 이런 곳에 있지 말고 한시라도 빨리 밖으로 나가 나만의 세계를 만들자'고 생각하면서 혼자 독립해 나간다.

그래서 왕자님 즉 연인과 만나서 결혼하여 분가해 나가는 것이다. 이것이 보통 여자의 발달 과정이다.

그런데 알콜 가정에서 자란 딸은 흔히 '어머니는 나쁜 사람

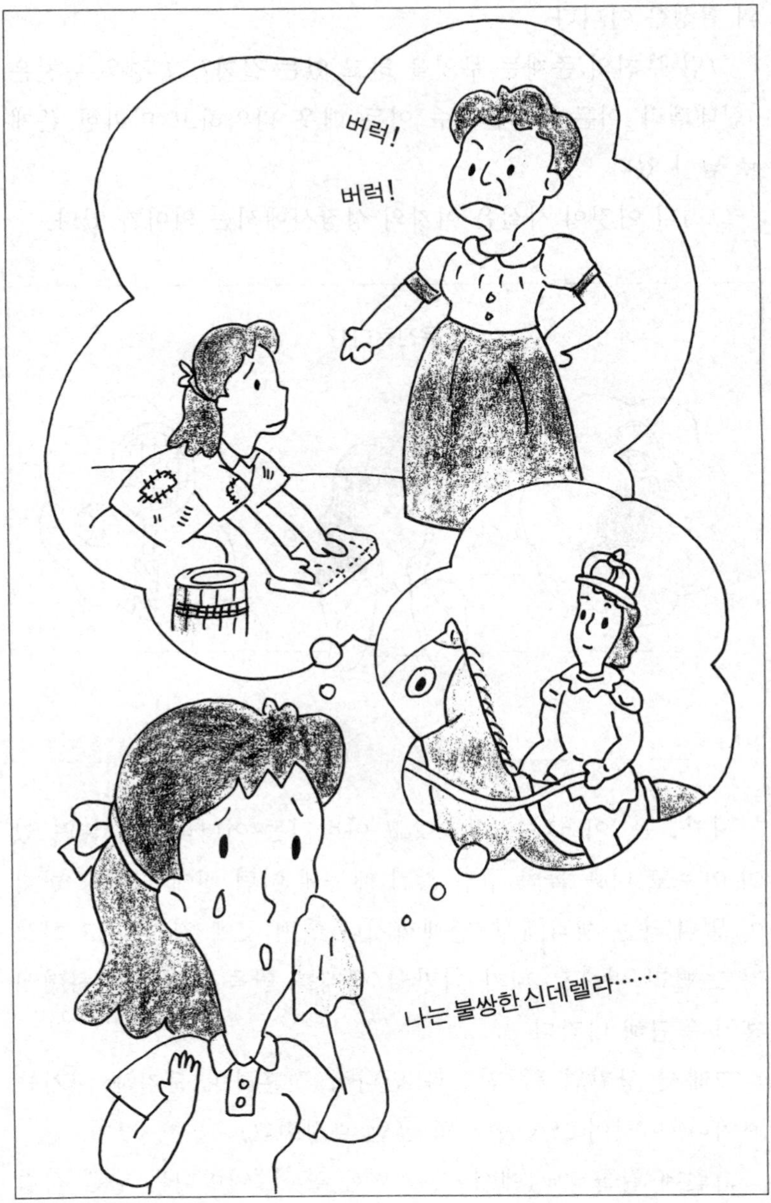
버럭!
버럭!
나는 불쌍한 신데렐라……

이지만 아버지는 좋은 사람이다'라고 생각하게 되고 나아가서 정신적인 발달 과정도 비뚤어지게 된다.

이 타입의 딸들은 모친을 미워하면 할수록 부친이 따뜻하게 생각되어 간다.

이래서는 집안에 백마 탄 왕자님이 이미 살고 있는 것 같기 때문에 좀체로 집에서 떠나고 싶어하지 않는다.

겨우 결혼을 결심하게 되는 것은 부친과 매우 닮은 체질, 기질을 가진 사람을 만났을 때로 어딘가 약해 보이는 청년이 나타나서 자신이 조금이라도 돌봐 주면 매우 기뻐한다는 체험을 했을 때뿐이다.

실제 알콜 가정에서 자란 딸이 선택하는 배우자에는 그런 타입의 남성이 많은 것 같다. 연하가 많은 점과 연하가 아니라도 동년배, 혹은 조금 선배라도 정신적 성숙도에서 뒤쳐져 있는 것 같은, 그런 지배하기 쉬운 남성을 선택해 버리는 면이 분명히 있다.

그리고 선택된 남성은 가려운 부분을 긁어 주는 것 같은 자상한 아내 때문에 점점 어린 아이처럼 되어 간다. 그런 남성들은 결혼했을 때는 알콜 문제는 없었는데 점점 그녀의 부친과 닮아서 조금씩 문제를 일으키게 되어 이윽고 완전히 알콜에 의존해 나가게 된다. 그리고 또 하나의 패턴으로써는 배우자를 선택하는 단계에서 '이상하게 술을 마시는구나'라고 이미 깨닫고 있으면서도 그래도 자신과 결혼하면 치료될 것이라든가 '자기의 경우라면 치료해 줄 수 있다'는 여성적이고 아이 같은 슈퍼맨 소망을 발휘해 버린다는 경우가 있다.

그리고 이런 어린애 같은 발상으로 인하여 음주법이 이상하다고 생각하면서도 그 남성과 결혼해 버린다. 이런 여성의 유형이 알콜의존증 부모를 가진 딸에게 상당히 많다.

이렇게 해서 알콜의존증의 딸은 '술주정뱅이와만은 절대로 결혼하지 않는다'라고 단언하고 있었음에도 불구하고 알콜의존증자의 아내가 되어 간다. 결국 강하게 미워하고 있었을 모친의 삶을 그대로 반복하게 되어 버린다.

알콜 상식

◈흡연은 당뇨병을 유발할 위험을 증가시키나 약간의 음주는 이것을 감소시킨다.

미국 하버드대학 에릭 림 박사가 영국 의학전문지에 발표한 내용인데 6년에 걸쳐 약 4만명의 남자를 대상으로 조사·분석한 결과, 흡연자는 중년에 이르러 당뇨병이 발병할 위험이 비흡연자에 비해 크게 높아지는 것으로 나타났다고 밝혔다.

이는 흡연이 인슐린분비에 미치는 효과가 장기간에 걸쳐 누적돼 나타나기 때문이라는 것이다. 담배를 하루에 25개비 이상 피우는 사람의 경우, 당뇨병 발병률이 2배 높았다고 한다. 또한 림 박사는 이 조사 분석으로 나타난 의외의 결과를 발표했는데 알콜의 섭취가 당뇨병 발병 위험을 감소시킬 가능성이 있다는 것이다.

그 조사에 따르면 조사대상자중 알콜섭취량이 어느 정도 있는 사람은 당뇨병 환자가 적었다는 것이다. 그러나 알콜중독까지 이른 사람은 당뇨병 위험이 크다며 주의를 요한다고 밝혔다.

알콜의존증자인 남편과 자신의 일을 자녀들에게 알리는 것은 좋지 않다

이것은 알콜 가정에만 한정된 얘기는 아니다.

어느 가정을 막론하고 아이를 부모의 카운셀러, 즉 상담 상대로 삼아서는 안 된다. 가족의 이상적인 기본적인 규율이 있다면 아이에게 불평하는 일을 해서는 안 된다는 것이다.

가족이라는 하나의 시스템*에는 가족을 외부적으로 나누는 '가족경계'와 부모 세대와 아이 세대를 나누는 '세대경계'가 있다. 지금 말한 아이를 부모의 카운셀러로 삼는다는 것은 부모 세대와 아이 세대간에 정서적인 밀접한 관계가 있어서 세대경계가 애매하고 불명확해져 버리고 있다는 얘기이므로 이것은 바로 병리현상이다.

이 병리현상의 하나의 전형으로써 들 수 있는 것이 '어머니와 아이의 캡슐'이다. 이 모자(母子) 캡슐은 단지 어머니와 아이가 사이가 좋다고 하는 것만으로는 성립하지 않는다. 사이가 좋을 뿐만 아니라 아이가 모친의 카운셀러가 되고 있는 경우를 말한다.

그 때문에 서로 지나치게 접근한다는 현상이 가끔 일어난다. 그렇게 되면 상대를 잃고 혼자가 되어버리는 것을 극단적으로 두려워해서 두 사람 사이에 강고한 '공의존(共依存)관계'가 성립되게 되는 것이다.

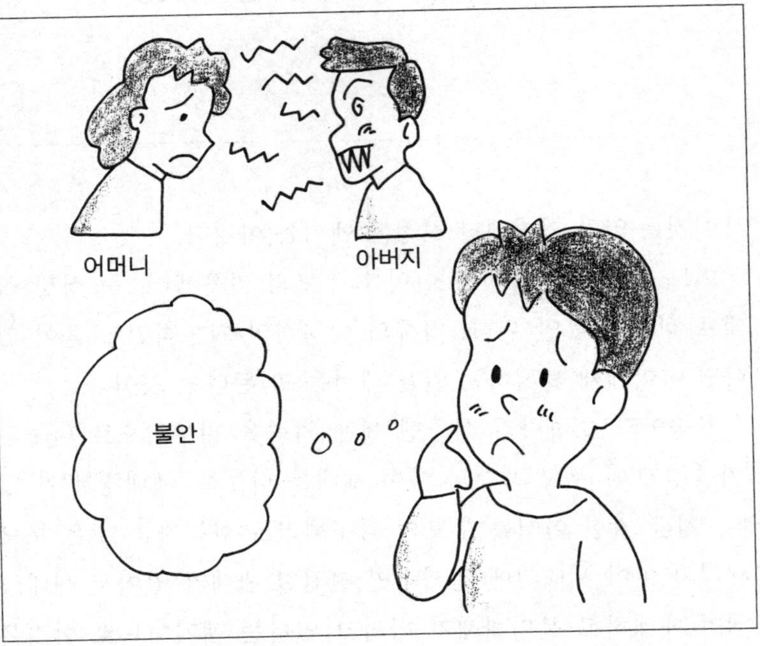

이 공의존관계라는 것은 '지배하고 지배당한다'거나 '의존하고 의존당한다'라는 관계가 서로 교류하는 것을 말한다.

한쪽이 일방적으로 한쪽을 컨트롤하는 것만은 아니다. 부모가 아이를 귀여워하는 것과 동시에 아이가 부모의 의존의 대상이 되어 부모의 심리적 동요에 위로하거나 감싸거나 격려하게 된다. 이렇게 함으로써 두 사람 사이에 좀체로 끊을 수 없는

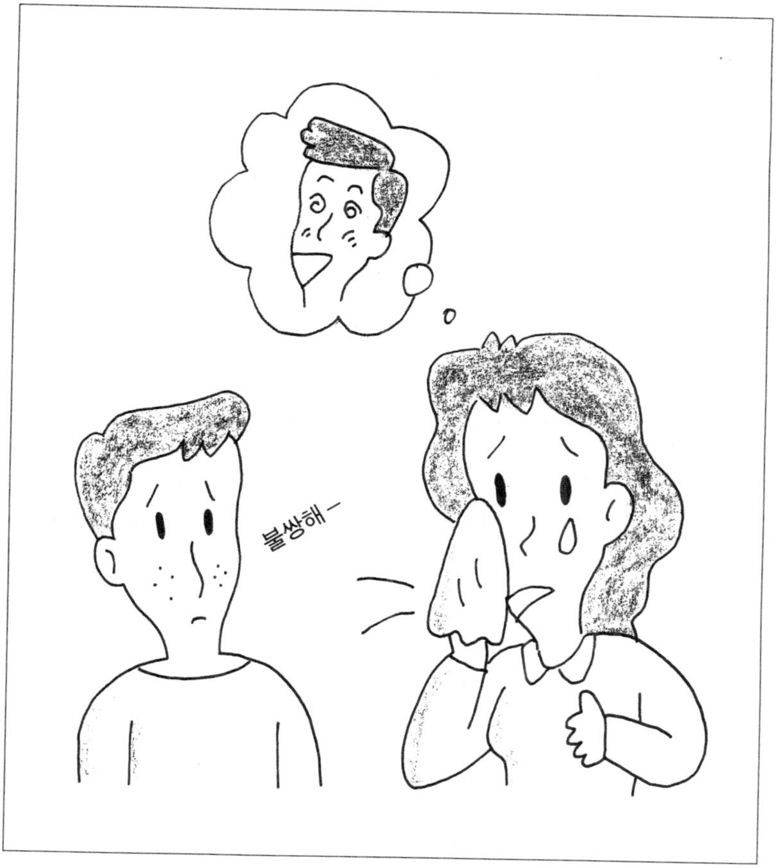

관계가 완성되어 버린다.

이 관계 속에서 집안의 모든 문제가 해결되게 되면 아이가 부모의 파트너로서의 역할을 해 버리게 되므로 중요한 부부관계의 회복은 더욱 어려워진다.

사실 현재 알콜 문제가 있는 가족관계 중에서는 이 공의존 관계의 문제가 매우 많다. 예컨대 '마더콤플렉스 소년'이라고 해서 어머니와 아들의 병든 관계로써 주로 페미니스트계의 학자들로부터 지적받고 있었지만 어머니와 딸 관계에도 완전히 같은 문제가 있다. 오히려 어머니와 딸쪽이 문제는 심각하다.

모자관계는 이성관계이기 때문에 그래서 여러 가지 위험한 환상이 전개되어 정신적인 근친상간에 관한 의심이 발생하게 된다. 그러나 사춘기를 지날 무렵이 되면 아들쪽에서 모친과의 거리를 두려고 해서 여러 가지 절망적인 시도를 시작하게 된다.

이 시도 중 매우 현실적이고 또 증상으로서는 오히려 가볍고 가장 빈번하게 볼 수 있는 행동이 최근 주목받고 있는 가정내 폭력이다. 혹은 가출이나 비행을 저지르는 등으로 가족에 대한 대반역을 시도한다.

그 외에도 여러 가지로 사회적인 일탈 행동을 취하지만 가장 중증인 경우로써는 자신의 환상세계로 도피하는 것, 즉 정신병의 발병이라는 수단을 취하는 경우조차 있다. 어쨌든 아들과 어머니의 관계는 이런 아이쪽의 행동에 의해 어느 정도 차단할 수가 있다.

그러나 모녀관계는 한없이 계속된다. 예를 들면 60세 딸이 80세 모친의 시중을 들며 평생을 보내는 경우처럼 되어 간다. 또한 그것을 스스로는 문제라고 생각하지 않기 때문에 가끔 이상적인 남성이 나타나도 스스로의 마음은 모친에 대해서 심하게 기울어져 있는 상태라서 남성이 도저히 다가갈 수 없게 된다.

가령 결단을 내리고 결혼하게 되어도 모친과의 공의존 관계

속에서 자라온 딸은 자신의 마음속에 무의식중에 잠재해 있는 '누군가에게 필요해지고 싶다'는 의식에 사로잡혀 거기에 맞는 배우자를 선택하게 된다.

그리고 자신의 일생을 그 배우자에게 바치는 순종적인 아내가 된다. 이래서는 모친이 그 남성으로 대신되었을 뿐 문제는 조금도 개선되지 않고 있다.

'보살피지 않는 편이 좋다'라는 얘기는 아니다. 보살피는 이면에는 반드시 누군가 도움을 받는 사람이 있다. 성숙한 한 사람의 인간으로서 자신의 인생을 확실히 보내고 있다면 받기만 하는 위치에 머물러 있지는 않을 것이고 만약 이런 바람직하지 않은 관계가 그대로 유지된다면 그것은 바로 병리현상인 것이다.

이런 캡슐의 형성이라는 심각한 문제가 있기 때문에 아이를 상담 상대로 삼는 일은 없어야 한다.

차라리 외부에 자신의 불안을 받아줄 수 있는 상담 상대를 갖기를 권한다.

그 상담 상대로서는 자신과 같은 상황에 있으면서 밝게 살 수 있는, 같은 처지의 부인들이나 전문 상담가들 모두 좋다.

＊ 시스템

일정 질서를 따라서 조립된 하나의 체계나 조직을 말한다. 무기적인 것도 있지만 유기적인 것도 있다. 또 시스템의 크기도 여러 가지로 매우 작은 것부터 우주 크기에 견줄 만큼 큰 것까지 있다. 더욱이 환경의 영향을 전혀 받지 않는 폐쇄적인 것부터 환경에 대해서는 개방적이고 환경의 영향을 받거나 반대로 환경에 작용하는 시스템도 있다.

남편이 알콜의존증자라는 사실을 아이들에게 알릴 때는 어떤 방법이 좋은가

'아버지는 알콜의존증이라는 병에 걸렸다'라는 얘기를 한번 확실히 하는 편이 좋다.

'이러 저러한 병이다'라는 말과 '치료하면 반드시 회복하는 병이다'라는 말은 아이가 아무리 어려도 확실히 전달해서 인식시켜 둘 필요가 있다.

예를 들어 A라는 상담의사가 상담을 받고 있는 케이스 중에 중학 1년생인 남자아이가 있는데 그가 국민학교 4학년이 되는 누이동생의 정서장애를 걱정하고 있다고 한다.

그 아이들의 아버지가 바로 알콜의존증자인데 그 아버지는 자신이 병에 걸렸다는 인식을 전혀 하지 않을 뿐만 아니라 치료에도 응하지 않고 여전히 취해서 큰 소리로 떠들거나 난폭해지거나 하는 생활을 계속한다는 것이다.

한편 어머니는 어떻게 하고 있느냐 하면 정신적으로 절망상태가 되면 가끔 자신의 환상의 세계로 달아나 버린다. 즉 정신병이 발병해서 정신병원으로 달아나 버린다.

따라서 집에는 아이들 두 명만이 남게 된다는 매우 심각한 상황이 되는 것이다.

그러나 이 아이들이 어떻게든 생활해 나갈 수 있는 것은, 특히 중학 1년생인 오빠가 누이를 돌보면서 버티고 있을 수 있는 것은 '아버지는 병이다'라는 자각이 있기 때문이다.

만일 이런 자각이 없었다면 아이들도 불안으로 떨면서 정신적 혼란을 겪다가 결국은 자신들의 어머니와 같이 이상해져 버릴 것이다.

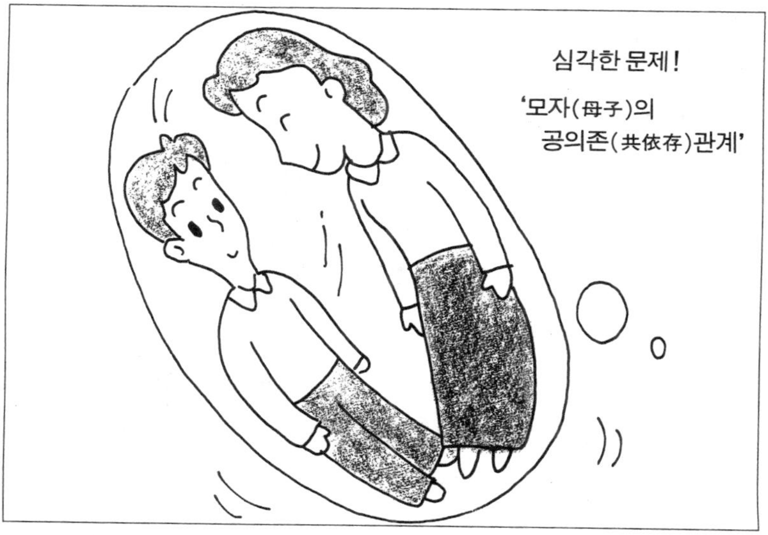

이런 케이스의 경우는 어머니가 정신병을 가진 상태이기 때문에 '병이다'라는 얘기를 기회가 있을 때마다 반복해서 전해주었던 것은 그 사례를 상담한 상담의사였다.

그러나 모친이 정신적으로 안정하고 말짱해지면 모친의 입으로 확실히 전달해야 한다.

조용한 날이 없고 아버지가 폭력을 휘두른다는 불안과 긴장과 분노가 항상 소용돌이치고 있는 환경이라는 것은 아이의 정서 발달상에서는 특히 큰 문제이다. 그것이 병에 의한 것이라는 인식을 갖게 하지 않으면 매우 비참해져 버릴 것이라고 생각한다.

그리고 알콜 가정에서 자라는 아이들은 어쨌든 크건 작건 여러 가지 영향을 받고 그것을 짊어지고 어른이 되어 가기 때문에 자신의 장래를 위해서도 아이들에게 알콜의존증에 대한 정확한 지식을 습득시킬 필요가 있다.

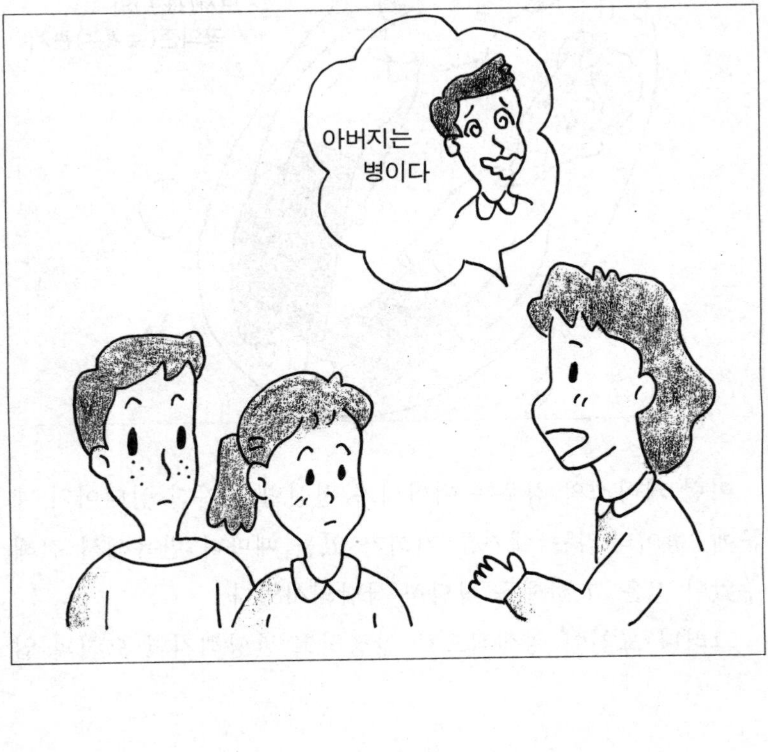

알콜의존증자의 가정에서 자란 얌전하고 착한 아이가 오히려 문제가 될 수 있다

아버지가 폭군적인 알콜의존증이거나 하면 그 가정내에는 항상 긴장이나 분노가 소용돌이치고 있다.

그 속에서 살고 있는 아이들은 사실은 부친이 알콜의존증이기 때문에 생기는 긴장이나 분노를 모두 '자신들 탓이다'라고 믿어 버리기 쉽다.

실제 그들의 아버지는 항상 취해 있고 어머니는 자신들의 아버지에게 농락당하고 있는 듯한 상황에서는 부모의 관심이 아이에게 향할 여유가 없다. 그런데 아이들은 자신이 보살핌을 못받고 거부당하고 있는 것은 '자신들 탓'이라고 생각해 버린다.

이렇게 생각해 버린 아이는 어떻게 하면 자신이 '얌전하고 착한 아이'라고 인정받을 수 있는지를 진지하게 생각하게 된다.

비행청소년들의 경우를 예로 들면 사춘기가 된 시점에서 '그렇게 착한 아이였는데 갑자기 거칠어졌다'라는 형태로 단숨에 폭발해버리는 경우가 있다.

딸이라면 섭식장애(攝食障碍)*의 형태를 취하기 쉽고 남자의 경우는 가정내 폭력 등의 증상행동으로써 나타나기 쉽다고 해도 좋을 것으로 생각한다.

이런 증상행동이 되어 나타나는 경우는 오히려 해결로의 단서가 나타나고 있는 만큼 대처하기 쉽다고조차 말할 수 있지만 문제는 정서표현이 적은 '얌전하고 좋은 아이'로 자라 버리는 경우이다.

원래 그들은 항상 타인의 평가를 신경쓰는 성격이기 때문에 어른답지 않은 성격을 지닌 채 주위의 평가에 신경을 쓰면서 고지식한 일생을 보내게 되기 쉽다.

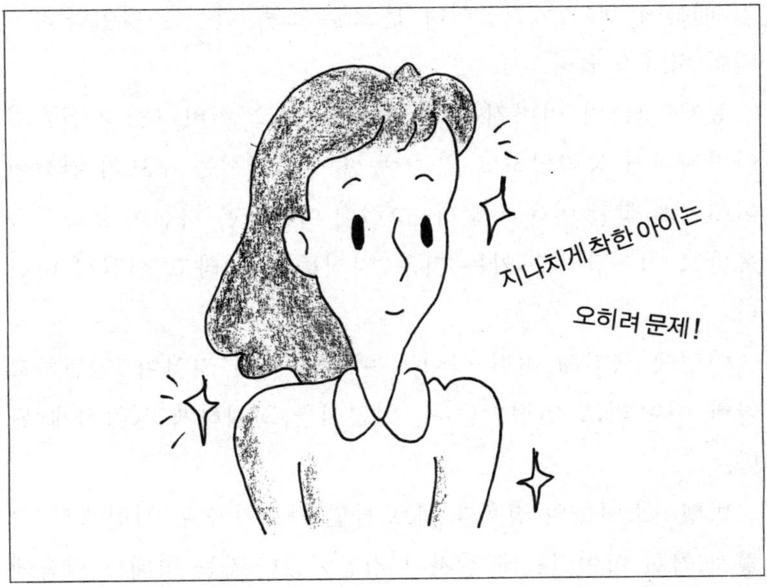

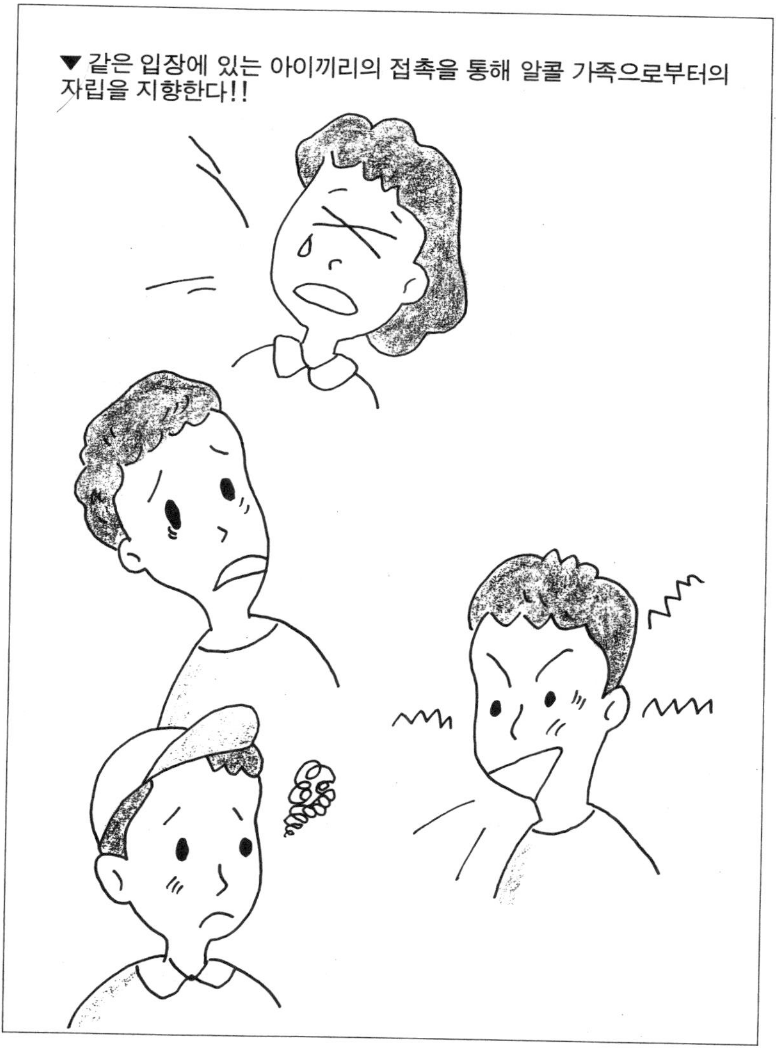
▼ 같은 입장에 있는 아이끼리의 접촉을 통해 알콜 가족으로부터의 자립을 지향한다!!

이런 성장과정을 거쳐서 어른이 된 사람은 억압된 분노나 불안을 컨트롤하는 수단으로써 알콜이나 약을 복용하여 소위

기호벽 행동으로 도피하게 되기 쉽다.

혹은 누군가의 시중을 들지 않으면 불안한 어른으로 자라서 의존성이 높은 사람을 배우자로 선택해서 순종적인 아내가 되어 간다.

이런 기호벽 행동으로 도피하지 않도록 하기 위해서는 '얌전하고 착한 아이니까'라고 안심하지 말고 빠른 시기부터 분노를 적절히 표현할 수 있도록 해 나간다.

그러기 위해서는 아이들 자신의 체험을 안심하고 표현할 수 있는 장소나 상대를 찾도록 도와 줘야 한다.

즉 아이들이 믿고 의지하도록 정신적, 공간적 둥지를 제공해야 한다는 것이다.

이 경우 왠지 이유 모를 상대에게 표현해도 하는 수 없는 일이다.

그러나 알콜의존증자의 아이로 자랐다는 비슷한 입장의 아이와 놀고 있는 사이에 점점 자신의 가족의 모습이 보인다는 형태가 좋다.

그 속에서 자신의 체험을 확실히 언어화할 수 있게 되면 그 이상 좋은 일은 없는 것이다.

예컨대 '왜 우리집은 친구가 오려고 하면 어머니나 아버지가 오지 말라는 걸까'라든가 '다른 집 어머니는 놀러 가면 쥬스도 주고 과자도 주고 다정한데 우리 어머니는 늘 머리를 흩뜨리고 어두운 얼굴을 하고 있는 이유가 뭘까', '그래도 그것을 부모에게 말하면 뭔가 큰 일이 일어날 것 같다고 생각되어서 말하지 않고 있었다'라는 것이 차츰 그 아이끼리의 대화속에서 언어화되어 간다.

이런 아이들의 모임은 앞으로 10년, 20년이라는 시간이 경과되면 매우 중요한 모임으로써 인지되게 될 것이라고 생각한다.

그러나 지금의 시점에서는 아직 언급하기에 이른 느낌이 든다.

어떤 의미에서는 오히려 알콜 문제(남편의)를 가진 부인들은 페미니즘과 결부되는 것이 중요하지 않을까 싶다.

가령 알콜의존증자의 아내로서 오랜 세월을 참고 살고 있다가 '여성이란 도대체 무엇일까'라고 생각하는 데까지 온 사람들이 '알콜 문제 치료를 위한 아내의 모임' 같은 것을 형성하게 된다면 그 모임의 구성원들 중에서 알콜의존증이 있는 가정에서 자라난 자신들의 모습을 발견해 내는 움직임이 자연스럽게 나타날 것이다.

이렇게 되면 알콜 가정이 성장기의 아이에게 미치는 영향과 성인이 된 후의 삶의 추이까지도 일목요연하게 추적, 조사해 볼 수 있을 것이다.

＊ 섭식장애

거식(음식거부), 과식(다식), 습관성 구토 등의 섭식행동의 이상을 말한다.

최근 갑자기 늘고 있는 '지나친 다이어트에 의한 영양장애와 그에 따른 죽음'과 같은 사태는 이런 섭식장애에 의한 것이다. 신경성 식사부진과, 과식증이 그 대표적 질환이다.

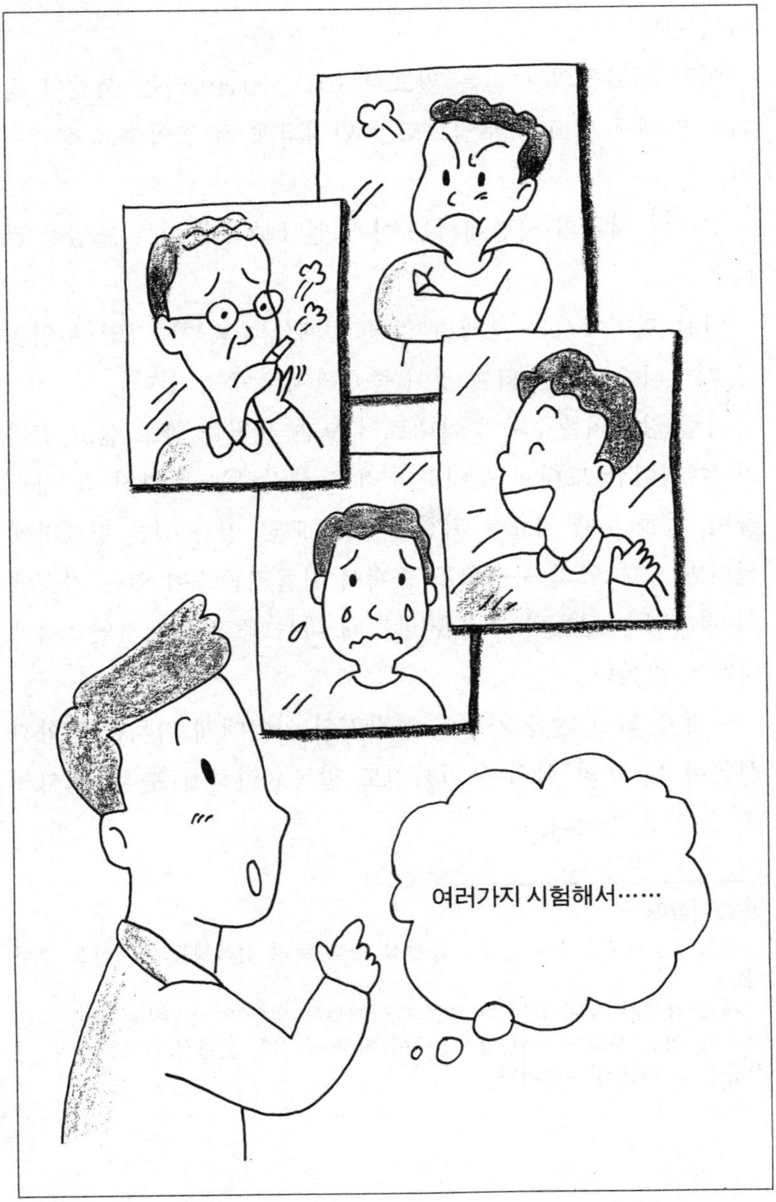
여러가지 시험해서……

제 5 장

여성의 알콜의존증

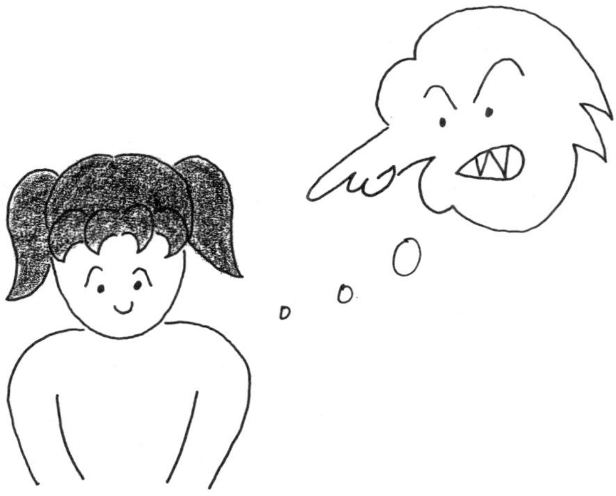

여성쪽이 체질적으로 알콜의존증에 걸리기 쉬운가

□ 여성은 원래 알콜에 약하다?

꼭 '체질적'이라고는 할 수 없겠지만 알콜의존증이 되는 스피드가 여성의 경우 비교적 빠르다는 얘기는 할 수 있다고 생각한다.

체질적으로 알콜의존증이 되기 쉽다는 근거는 여성의 어떤 호르몬이 알콜 대사의 일부를 저해한다는 사실에서 오고 있다.

즉 알콜은 몸속에서 연소하여 먼저 아세트알데히드라는 물질로 변화된다. 이 아세트알데히드라는 독(毒)은 더욱 산화되어 초산이라는 무독성으로 변하고 최종적으로는 탄산가스와 물로 분해되어 소변이나 땀, 내쉬는 숨에 섞여 몸밖으로 나간다.

이 아세트알데히드가 산화되는 과정에 대하여 여성 호르몬이 방해를 하는 작용이 있다는 것이다.

이 때문에 같은 양의 술을 마셔도 여성이 빨리 취하고 간장이나 뇌도 악영향을 받기 쉬워 알콜의존도 빨라진다. 이것이 '여성은 체질적으로 알콜의존증에 걸리기 쉽다'고 하는 근거이다.

그러나 이것은 남성에 비해 그다지 차이가 있는 것은 아니다. 극히 미량으로 실험실에서 겨우 알 수 있는 정도의 차이라고 한다.

더구나 남성에게도 체질적으로 대사가 나쁜 사람은 많이 있으므로 체질만으로 결론은 내지 않는 편이 좋다고 생각한다.

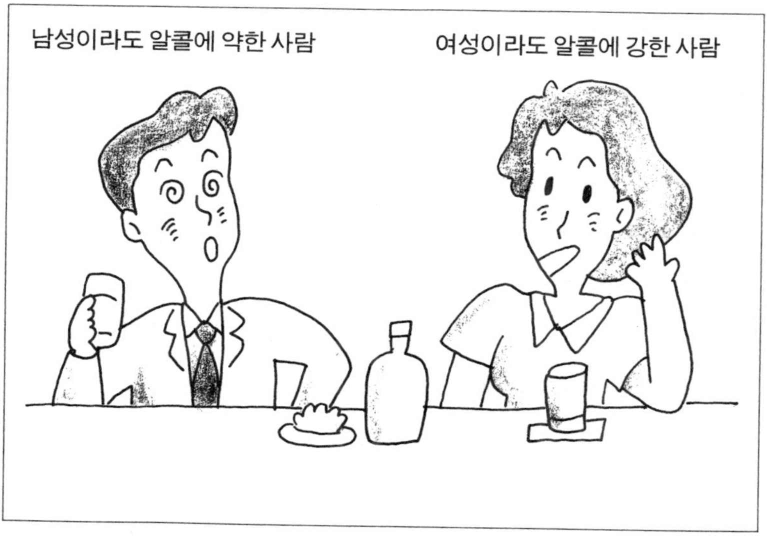
남성이라도 알콜에 약한 사람
여성이라도 알콜에 강한 사람

□ '쓸쓸해서 마신다'는 것은 위험!

'여성이 알콜의존증에 걸리기 쉽다'라는 문제는 여성이 음주 습관으로 몰리는 상황이 남성과 상당히 다르다는 점에서 생각하는 편이 좋을 것 같다.

여성은 남성처럼 자연스럽게 음주습관이 붙는다는 경우가 드물고 현재까지도 우리들의 사회 관습상 그런 일은 별로 없었다.

그럼 여성은 어떤 형태로 음주습관이 붙느냐 하면 크게 3가지로 나누어 생각할 수 있다. 그런데 그 모두가 '쓸쓸함'에 얽힌 것이라는 점에 주목해야 할 것이다.

우선은 배우자 선택의 시기.

20대 전반의 여성으로 이성관계를 제대로 가질 수 없을 때, 즉 실연했을 때이다. 그리고 당연히 이 시기는 부모의 곁을 떠나는 시기이기도 해서 일종의 위험에 직면한 미혼 여성이 술로 치닫게 되는 경우는 숫자로는 그다지 많지 않지만 실제로 일어나고 있다.

두번째는 30대 중반을 넘은 시기로 아이에게서 손을 떼거나 남편과의 생활에 문제를 느끼게 된 사람, 혹은 시어머니와의 트러블이 끊이지 않는 사람 등이 쓸쓸함이나 초조함을 달래려고 마신다는 케이스이다.

이런 예는 상당히 많아서 여성 음주의 최고치를 기록하기도 하는 것이 이 시기이다.

그리고 세번째는 50세를 지나고 나서인데 이 시기에는 갱년기 장애*라는 문제가 있는데다가 아이가 자립해서 집을 나가게 된 점이나 남편의 정년퇴직 혹은 외도로 집을 비우기 일쑤가 되는 점 등이 원인이 되어 마시기 시작한다.

이렇게 어느 경우나 여성이 인간관계 속에서 상처입거나 불

▼ 쓸쓸한 여성은 알콜의존증에 걸리기 쉽다

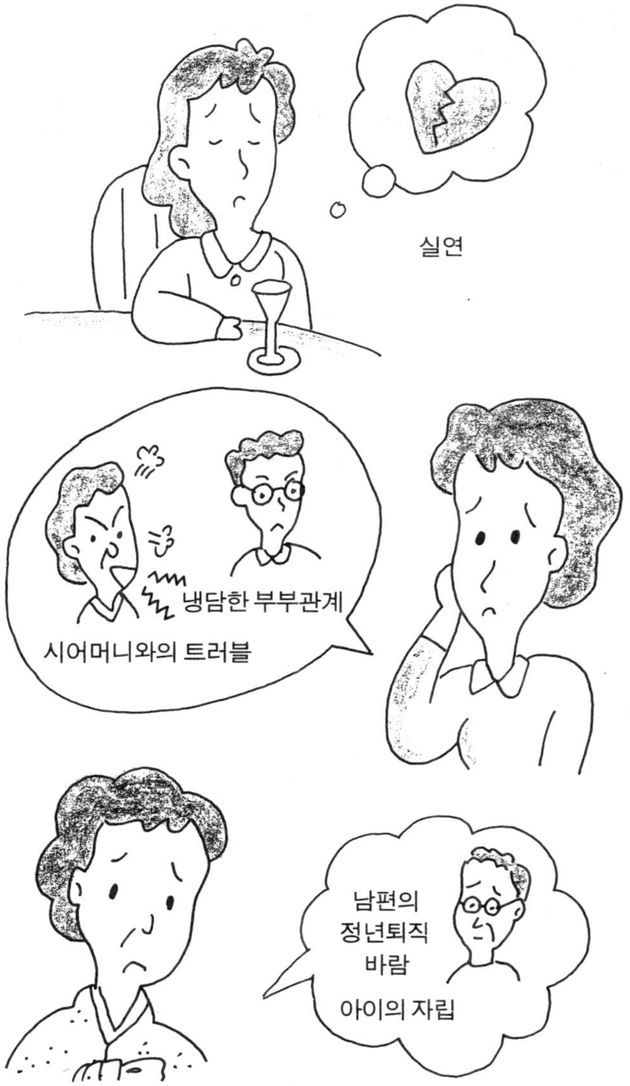
실연
냉담한 부부관계
시어머니와의 트러블
남편의
정년퇴직
바람
아이의 자립

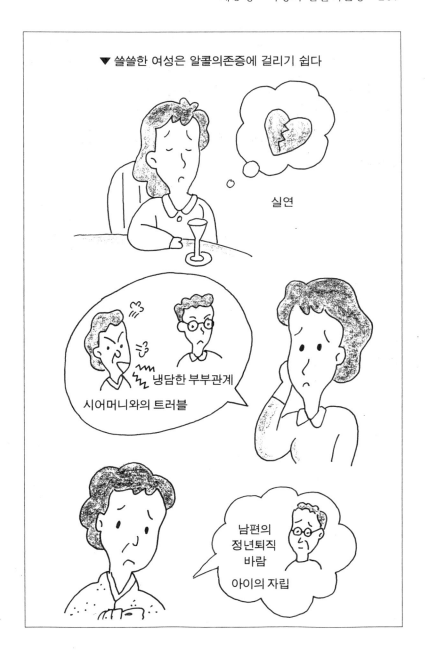

안해지는 시기에 습관성 음주가 나타난다. 이런 때의 술이라는 것은 즐거워서 마시는 술이 아니다. 혼자서 마시는 경우가 많고 더구나 약으로 사용되는 술이기 때문에 알콜의존이라는 문제도 생기기 쉽다.

또한 그 문제의 출현도 매우 속도가 빨라지고 있는 것은 사실이다.

그리고 업무 관계로 일어나는 예를 말하자면 최근의 미국에서는 여성들의 남성사회에 대한 과도한 동일화가 일어나고 있기 때문에 캐리어 우먼이 업무상의 스트레스로 음주 문제에 빠져드는 예가 많다고 한다.

그러나 우리나라는 현재까지, 여성이 직업을 갖고 있기 때문에 스트레스를 이기기 위해 습관성 음주자가 된 경우가 주부보다 많은 사실은 확실하지만 문제를 일으킬 정도의 음주자가 많다고는 할 수 없다.

긴장 속에서 일하고 있는 그녀들은 적어도 일과가 계속되는 한 마실 수 없는 상황에 놓여 있기 때문에 오히려 좋은 결과를 낳고 있는 것으로 보인다.

그러나 주부 음주자는 브레이크가 없는 만큼 위험하다는 점을 인식해 두는 편이 좋을 것이다.

---

* 갱년기장애

월경이 끊기는 것을 비롯해서 여성의 생식기능이 소실해 가는 시기(보통 40~55세)를 갱년기라고 부르는데 이 시기에 볼 수 있는 심신의 건강장애를 말한다. 심계항진, 이명현상, 현기증, 불면, 두중감, 억울, 불안감, 나아가 우울병을 일으키는 경우도 있다.

임신중의 음주는 태아에게 해를 끼친다

태아에게 있어서 알콜이라는 것은 환경오염물이다.

이것은 단지 '알콜이 탯줄을 타고 신경계의 발달을 저해한다'라는 문제만은 아니다.

태아는 모체 속에서 생존하고 있는 생명체이기 때문에 태반을 매개로 하거나 모체의 대사산물을 매개로 하거나 그 외 모든 것을 매개로 해서 태아의 심신 전체가 알콜에 오염되어 간다는 것이다.

따라서 여러 가지 문제가 일어난다. 이 태아에게 특징적으로 볼 수 있는 이상 증상을 정리해서 '태아성 알콜 증후군'이라고 부른다.

그 중에서도 가장 많이 볼 수 있는 것은 낮은 체중으로 신장도, 머리도 작다는 형태의 '발육부전'이다. 그리고 출산 후의 지적발달장애라는 증상이 있는데 임신 후기, 그것도 최종단계가 되어 중추신경계의 발달이 저해받음으로써 일어나는 이상이다.

그리고 이 태아성 알콜 증후군이 있는 아이는 안면에 특이한 증상이 나타난다. 양눈 사이가 벌어져 있고 납작코이며 인중이라고 해서 코와 입 사이에 있는 홈의 발달이 나쁘다는 것이다.

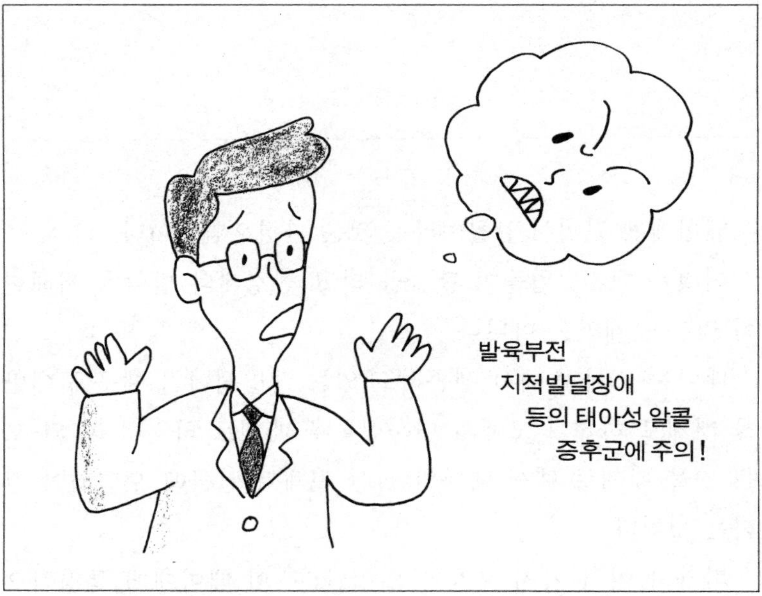
발육부전
지적발달장애
등의 태아성 알콜
증후군에 주의!

그러나 발육부전이나 지적발달장애는 태어나고 한참 후에야 '이 아이 조금 이상하지 않느냐?'라는 느낌으로 발견되는 경우가 많아 출산 단계에서 깨닫기는 상당히 어려운 것이 일반적인 현상이다.

예를 들어 일본에서 태아성 알콜 증후군 진단을 받았다고 해서 보고되고 있는 사례를 참고로 보아도 대부분이 3, 4살이 되어 비로소 발견되고 있다.

더구나 그 진단의 계기는 모친이 '다른 아이와 비교해서 아무래도 발달이 늦기 때문에'라고 느껴서 의사에게 보였는데 그 의사가 마침 태아성 알콜 증후군에 관한 지식이 있었던 경우에 한해서라고 한다.

이런 진단상의 문제도 있으며 다행히 우리나라는 아직까지 '습관성 여성 음주자'가 적어서인지는 몰라도 구미와의 통계상의 비교에서는 태아성 알콜 증후군이 발생하는 빈도는 극히 적다고 한다.

그러나 실태를 모르고 있는 만큼 위험성에 대해서도 미지수 부분이 많아서 임신 중이거나 예정인 여성들은 이 알콜의 영향이라는 문제를 확실히 인식해 두기 바란다.

알콜 상식

◆ 여성의 음주는 불임(不姙)의 위험

미국 하버드대학의 한 연구팀에 의하면 여성은 술을 적당히 마셔도 불임의 위험이 커지며 따라서 임신을 원하면 술을 마시지 말아야 한다는 것이다.

그 연구팀은 5천9백명의 여성을 대상으로 조사한 결과 이들중 1천9백명이 배란장애로 임신을 하지 못하고 있었는데 이들은 하루에 한 잔 또는 그 이상의 술을 마시는 것으로 밝혀졌다고 했다.

또한 이 연구를 통해 하루 한 잔 미만의 술을 마시는 여성은 30%, 하루 한 잔 이상의 술을 마시는 여성은 60%가 배란장애를 나타냈다는 사실도 보고하였다.

거식증(拒食症)이나 과식증(過食症)에 걸린 여성은 알콜 의존증으로 발전할 가능성이 있다

□ 자연스럽게 어른이 될 수 없는 아이가 거식 · 과식 · 알콜의존으로 도피한다

여성이 알콜의존에 빠지는 연령 구분은 20대 전반, 30대 중반, 50대 이후의 대개 3가지로 나눌 수 있다. 이 중 20대 전반의 알콜의존 여성의 대부분을 차지하는 80~90%가 음식물 섭취장애 즉, 과식 · 거식증의 경험자이다.

반대로 말하자면 과식 · 거식증이 있었던 여성들중 다수가 어른이 되고 나서 알콜에 의존하도록 되어 있다.

또한 요즘에는 젊은 남성 사이에도 과식 · 거식증이 늘어나고 있지만 이 경우는 거의 모든 예가 술맛을 알게 된 후 알콜로 문제를 일으키게 되어 버린 경우이다.

과식 · 거식증도, 알콜의존증도 어쨌든 해가 되는 습관인데 기호벽(嗜好癖)을 몸에 익혀 버림으로써 일어나고 있는 문제들인 셈이다.

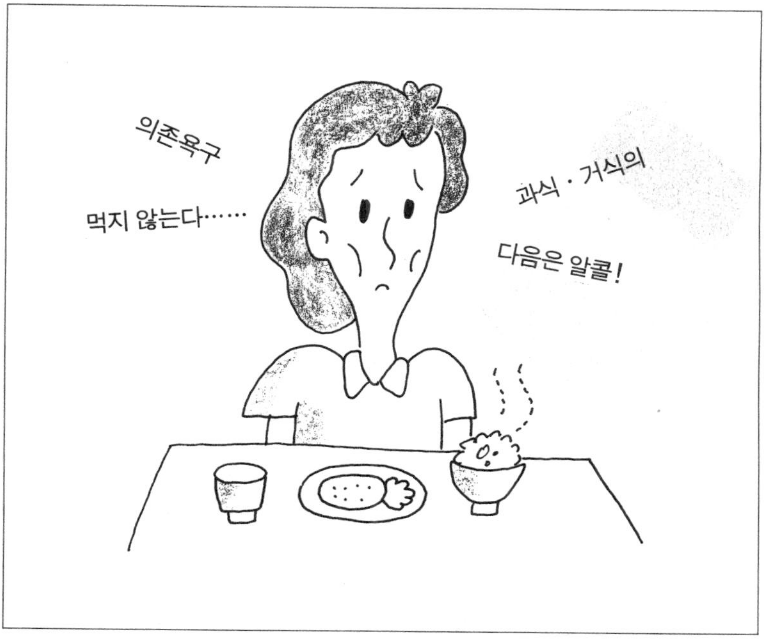

원래 거식, 과식이라는 기호벽 행동을 시작하게 되는 젊은 여성들의 심리적 배경에는 '자연스럽게 자립한 어른이 될 수 없다'라는 문제가 있다.

즉 지나친 간섭, 과보호 혹은 반대로 거절적인 부모밑에서 자란 아이는 마음속에 깊이 간직된 높은 의존욕구나 지나친 타인의식으로 인해 '현실의 자신의 모습에 대해 안심하고 살아나갈 수 없다'라는 심리 상황에 빠지기 쉽다.

그 때문에 '나는 이대로는 살아갈 수 없는 게 아닐까'라든가 '주위의 다른 사람들에게 폐를 끼치고 있는 게 아닐까'하는 강한 불안이 있다.

따라서 항상 다른 사람으로부터 격려나 칭찬을 받지 않으면

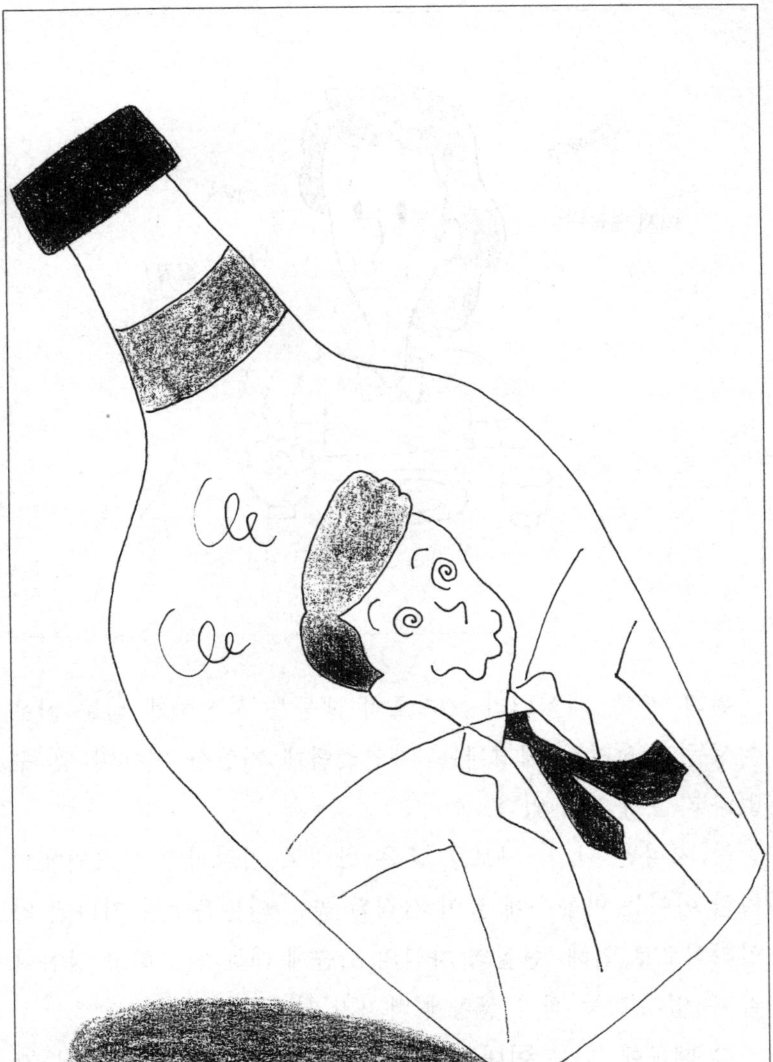

불안하다. 그래서 자신의 존재를 어필해서 칭찬을 받기 위해 '날씬하고 아름다운 자신'이 필요해진다.

'말라 보일 정도로 날씬하고 아름다운 편이 좋다'라는 생각은 요즘의 젊은 여성이라면 아마 누구나 할테니까 그 생각뿐이라면 병적이라고는 할 수 없을 것이다. 실제 젊은 여성이 다이어트를 위해서 절식(節食)한다는 경우는 절대 드문 일이 아니기 때문이다.

그런데 아예 먹지 않는 거식이나 지나치게 많이 먹는 과식으로 치달리는 것 같은 여성들에게는 자신에 대한 불신감 같은 것이 마음속에 잠재되어 있기 때문에 '살을 빼자'라고 편집증적으로 생각해 버리는 나머지 그 절식(節食)에 대한 제어가 제대로 되지 않게 된다.

그리고 '거식증'이 되어 자꾸자꾸 말라가서 이윽고 생리가 멈추고 탈모가 시작되며 공복감조차 느끼지 못하게 되어 최악의 경우에는 목숨조차 위험한 상태로 진행해 버리게 된다.

이런 거식증의 단계에서 그녀들은 어느 시기부터 확 달라져서 병적으로 홧김에 먹는 '과식증'으로 진행하게 된다. 놀랄 만큼 대량의 음식을 먹고 먹은 후 곧 그것을 습관적으로 구토한다는 행위를 하루종일 반복한다.

그러는 사이에 이윽고 과식 대신에 알콜에 손을 대서 한결같이 계속 마시게 된다. 그리고 이번은 마시고 자고, 마시고 자는 생활의 연속으로 결국 알콜에 의존해 버린다는 것이다.

이렇게 그녀들은 병적인 채로, 마음 깊은 곳에 숨겨진 의존욕구가 채워지지 않음으로써 생기는 자책감이나 타인에 대한 분노, 불안, 쓸쓸함, 허무감 등을 해소하는 수단으로써 홧김에 먹고 이윽고 홧술로 치달려 버려서 그것이 습관화되어 버리고 있는 것이다.

□ 날씬하지 않으면 미인이 아니라는 획일적인 미의식이 범인!

물론 이런 행동을 취하는데 이르는 문제의 바탕에는 건전한 사회적 성장이 결여된 미성숙한 젊은이가 많다는 점을 지적하지 않을 수 없다.

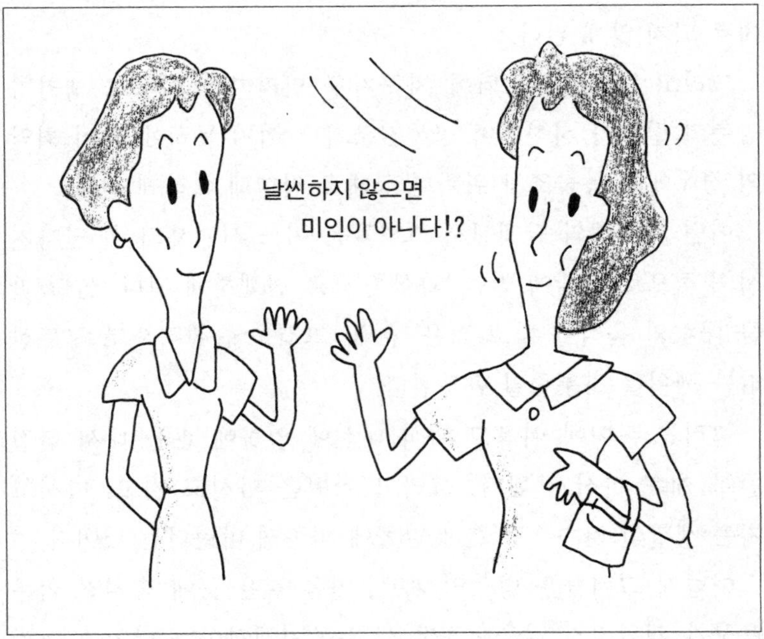

실제의 자신과는 훨씬 동떨어진 이상적인 자기에 사로잡혀 있어 그것을 충족시키기 위해서라면 친구나 형제 등 주위 사람을 도구로써 취급하는 일도 아무렇지 않게 하기 때문에 인간관계는 서먹서먹해져 있다. 자기 위주로 처신하므로 비대한 자기(自己愛)가 상처입는 것을 생각하면 거짓말은 고통축에 들지 않는다.

정신·심리학적으로는 이런 상태의 사람을 '자기애 인격장애(自己愛 人格障碍)'라고 부르고 있지만 기호벽 행동으로 치달려버리는 사람들 가운데에는 이런 인격장애를 볼 수 있는 사람이 많다. 이것은 남녀를 불문하고 마찬가지이다. 그와 동시에 특히 젊은 여성에게 특징적인 점으로써는 시대적 배경도 역시 크게 영향을 미친다는 것이다. 즉 현대병이라는 측면이다.

더구나 지역적으로 보아 극히 일부의 사회에만 한정된 현대병으로 같은 나라에서도 도시에서 심하고 세계적으로 보면 미국과 유럽, 일본 등 고도로 공업화하고 도시화한 사회에서 볼 수 있는 사회병리적인 현상이다.

그리고 이 거식증이나 과식증, 알콜중독과 같은 병리현상은 겉으로 보기엔 매우 자연스러운 것 같아도 사실은 보다 한층 더 노예화가 진행되고 있다는 인식이 거짓이 아닐 정도로 요즘 여성들의 생활 속에는 그런 경향이 강하게 나타나고 있다.

왜냐하면 그런 인식에서 해방되어 있는 것 같아도 실제로 개인의 의식 밑바닥에는 날씬하지 않으면 미인이 아니라는 매우 획일적인 여성성이라고 할까, 미의식 같은 것이 우리들의 세계를 뒤덮고 있다.

▼기호벽 행동으로의 심리회로와 악순환의 형성 ①

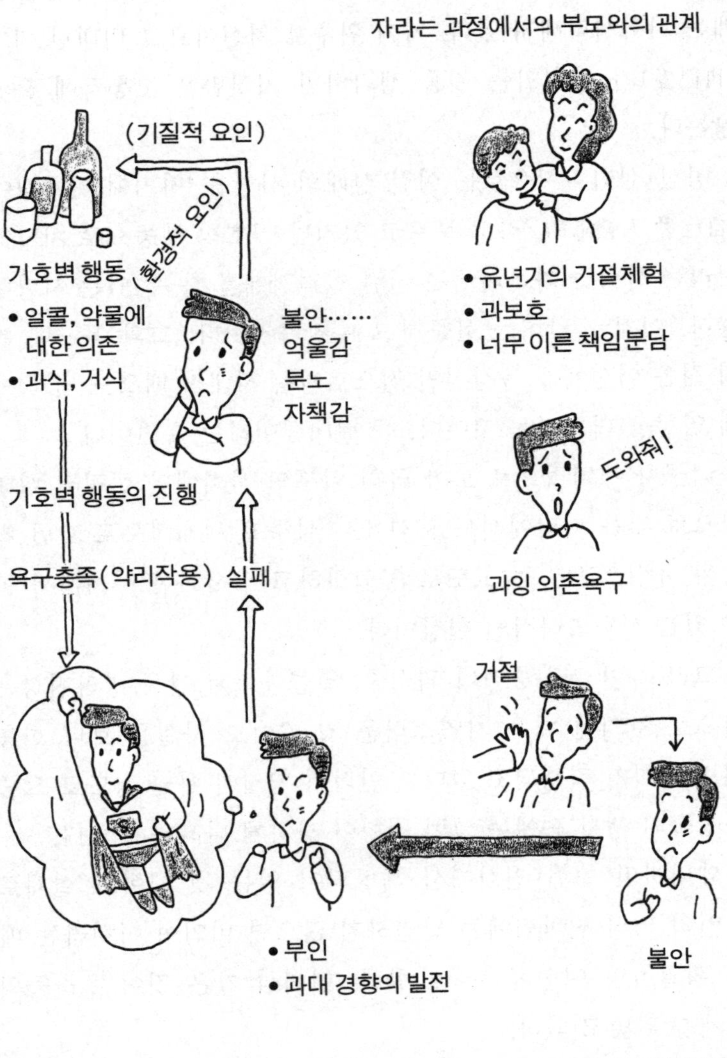

▼ 기호벽 행동으로의 심리회로와 악순환의 형성 ②

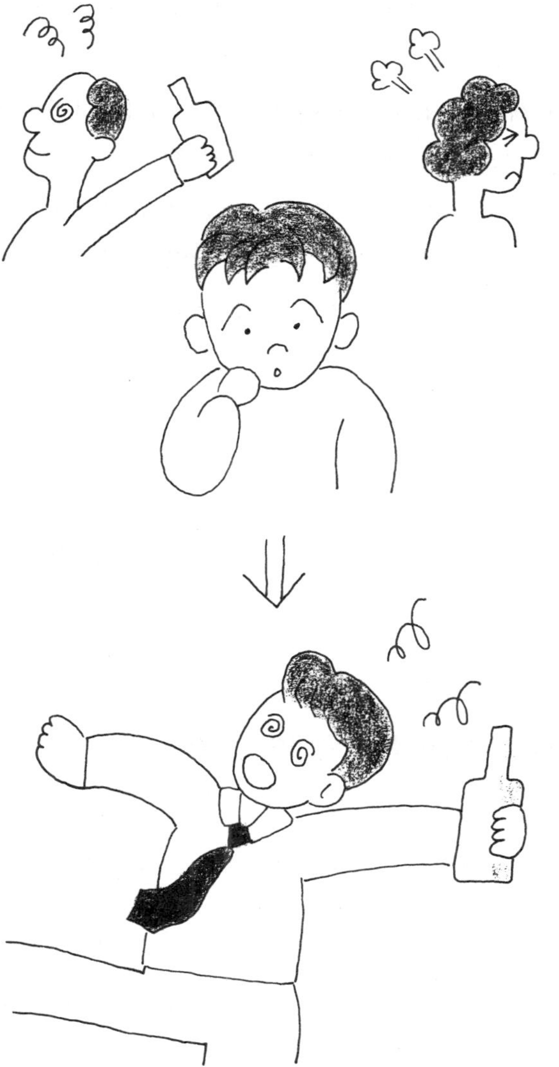

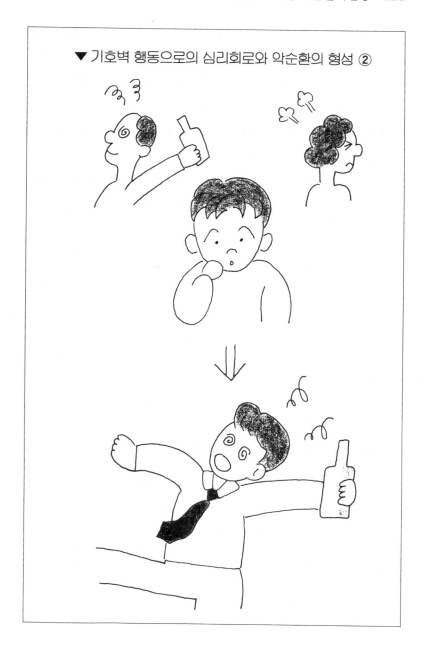

예컨대 가장 알기 쉬운 것이 화장품 광고이다. 화장품이나 속옷 광고를 보고 있으면 마치 '여성은 맨얼굴 그대로는 밖에 나와서는 안 된다'라고 말하고 있는 듯하다. 또한 살찐 여성은 살 가치조차 없는 것 같다.

이런 세상 풍조에 여성이 노출되어 있는 것이야말로 사실은 가장 큰 문제이며 해가 아닐까 생각한다.

아직 여성 자신이 그 사실을 깨닫고 있지 못할 뿐이다. 어쨌든 모두가 조금씩 그것을 자각해 두면 지금의 과식 · 거식증이나 알콜의존증에 대해서 시대적 병리현상이라고 무시해 버릴 수도 있지 않을까 한다.

처음엔 과식 · 거식증으로 시작되는 젊은 여성의 알콜의존증이 늘어나고 있는 배경에는 지금 말한 것 같은 획일적인 미의식이 크게 영향을 미치고 있다는 사실을 여성 자신이 확실히 인식하고 앞으로의 자신의 삶을 설계해 가는데 참고로 삼아야 할 것이다.

알콜 상식

❖ 일본에서 잘 팔린다는 미용술

모 신문사에 보도된 바로는 요즘 일본에서는 '아름다운 살갗'이라는 이름의 술이 폭발적으로 팔리고 있다고 한다. 그것은 마시는 술이 아니라 피부를 아름답게 하는 미용수로서의 기능을 갖는다는 것이다.

그런데 이 술은 다름아닌 일본인들이 전통적으로 먹어온 일본술 '정종'이라는 것으로 이 정종은 사실 우리나라의 '청주'가 일본에 전해진 것이다. 이렇게 보면 그 일본 미용수의 원조가 바로 우리의 청주인 셈이다.

부 록

Alchoholics Anonymous
(알콜의존증자 자조그룹)

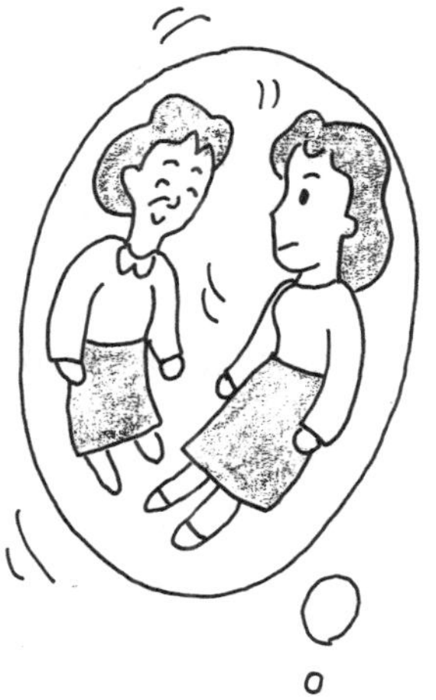

※ 선진외국에선 알콜문제를 지닌 사람들이 많고 그 치료를 위한 조직 또한 광범위하고 조직적이라고 한다.

우리나라의 알콜치료모임에도 도움이 될 것으로 여겨져 미국의 알콜치료를 위한 모임인 "AA"에 대해 간략하게 소개하고자 한다.

AA, 알콜의존증자 자조그룹이란?

AA는 알콜홀릭스 아노니머스(Alchoholics Anonymous)의 약자(略字)이다. 알콜의존증자끼리 단체를 이루어 자신들의 병적인 증상을 치료하고 정상적인 생활을 유지할 수 있도록 자력갱생을 실천하고 있다.

1935년 미국에서 시작된 활동으로 현재 11개국에 약 120만 명의 회원이 있다.

같은 문제·고민을 가진 사람(비전문자)간의 모임인 '자조그룹'이 그 본래의 기능을 유지하기 위해서는 멤버의 누군가가 준전문화하거나 지도력을 발휘해서 조직화를 꾀하거나 또는 멤버 개인의 명성이나 이익을 위해서 그룹을 이용하거나 하는 일이 있어서는 안 된다. 이 AA의 '12 전통'에는 그것을 위한 멤버로서의 주의사항, 그룹의 윤리강령이라고도 할 만한 것이 명시되어 있다.

□ 자조그룹 기능유지를 위한 12가지의 기본원칙

① 첫째로 해야 할 일은 공동의 이익이다. 개인의 회복은 AA의 일체성에 달려 있다.

② 우리들 그룹의 목적을 위한 권위는 단 한 가지, 그룹의 의식 속에 자신을 나타내는 사랑의 신이다. 우리들의 리

더는 지배하는 사람이 아니고 봉사의 임무를 맡은 사람에 불과하다.

③ AA의 멤버이기 때문에 요구되는 유일한 일은 술을 끊고 싶다는 소망뿐이다.

④ 각 그룹은 완전히 자율적이어야 한다. 단, 다른 그룹 또는 AA 전체에 영향을 미치는 사항에 있어서는 제한을 두지 않는다.

⑤ 각 그룹의 주요 목적은 단 한 가지, 아직 괴로워하고 있는 알콜중독자에게 메세지를 전하는 것이다.

⑥ AA그룹은 어떤 관계라도 시설이나 외부 기업에 대해 이서(裏書)나 융자 등의 경우에 AA이름을 빌려서는 안 된다. 금전이나 소유권, 명성의 문제가 우리들을 중요한 목적에서 벗어나게 할 우려가 있기 때문이다.

⑦ 모든 AA그룹은 외부로부터의 기부를 사양하고 자립해야 한다.

⑧ AA는 어디까지나 비직업적이어야 한다. 그러나 상담 서비스 센터와 같은 곳에서는 전문적인 직원을 둘 수 있다.

⑨ 그런 이유로 AA는 절대 조직화되어서는 안 된다. 그러나 우리들이 봉사하는 사람들에 대해서 책임을 지는 조건으로 서비스 기관이나 위원회를 만들 수 있다.

⑩ AA는 외부 문제에는 의견을 갖지 않는다. 따라서 AA의 이름은 공적 논쟁에서 인용되어서는 안 된다.

⑪ 우리들의 홍보활동은 장려하기보다도 끌어당기는 매력에 근거한다. 신문 · 전파 · 영화 분야에서 우리들은 항상 개

인명을 숨겨야 한다.

⑫ 무명(無名)으로 남는 것이 우리들 전통의 기초를 이룬다. 그것은 각 개인보다도 AA의 원리가 우선해야 함을 항상 우리들에게 상기시키는 것이다.

□ AA의 알콜의존증으로부터의 회복 12단계

이 AA의 '회복 12단계'는 알콜의존증자가 '나는 음주를 조절할 수 없다'고 자신의 무력을 인정하고 알콜에 대한 패배선언을 하는 것으로부터 출발한다.

그런 후 자신의 능력을 훨씬 넘은 '강력한 힘'에 몸을 맡기는 것을 허락하는 한편 절망적이었던 지금까지의 생활을 반성, 점검함으로써 자신의 결점을 다시 발견하고 그때까지 상처입혀 온 많은 사람들에게 끼친 해악을 보상할 결의를 함으로써 마침내는 동료 알콜의존증자에게 회복으로의 길을 전달하는 데까지 이르게 하는 일련의 '기호벽으로부터의 회복과정'을 나타낸다.

• 12단계

① 우리들은 알콜에 대해 무력해서 삶에 대해 어쩔 도리가 없어졌음을 인정했다.

② 우리들은 자신보다 위대한 힘이 우리들을 바른 길로 되돌려 준다고 믿게 되었다.

③ 우리들의 의지와 생명의 방향을 바꾸어 스스로 이해하고 있는 신, 하이어 파워(higher-power)의 배려하에 둘 결

심을 했다.

④ 헤메다니며 두려움없이 살아온 나날의 재고조사표를 만들었다.

⑤ 신에 대해, 자기 자신에 대해, 또 한사람의 인간에 대해 자신의 잘못의 정확한 본질을 인정했다.

⑥ 앞으로의 성격상의 결점을 모두 제거하기 위해 신에게 완전히 맡길 마음의 준비가 되었다.

⑦ 나의 단점을 바꿔 주십시오, 라고 겸허하게 신에게 요구했다.

⑧ 우리들이 상처입힌 모든 사람의 표를 만들어 그 모든 사람들에게 보상하고자 하는 마음이 되었다.

⑨ 그 사람들 또는 다른 사람들을 상처 입히지 않는 한 기회가 있을 때마다 직접 보상을 했다.

⑩ 자신의 삶의 방식에 대해 재고조사를 계속해서 실행하고 잘못했을 때는 즉시 인정했다.

⑪ 스스로 이해하고 있는 신과의 의식적 접촉을 깊게 하기 위해 신의 의지를 알고 그것만이 실행해 나갈 힘을 기도와 묵상으로 요구했다.

⑫ 이런 과정을 거친 결과, 영적(靈的)으로 자각해서 이 얘기를 알콜중독자에게 전하고 또 자신의 모든 일에 이 원리를 실천하도록 노력했다.

알콜 중독증 예방과 치료법

2018년 8월 25일 인쇄
2018년 8월 30일 발행

지은이 | 현대건강연구회
펴낸이 | 최 원 준

펴낸곳 | 태 을 출 판 사
서울특별시 중구 다산로38길 59(동아빌딩내)
등 록 | 1973. 1. 10(제1-10호)

■ **주문 및 연락처**
우편번호 04584
서울특별시 중구 다산로38길 59 (동아빌딩내)
전화 : (02)2237-5577 팩스 : (02)2233-6166

ISBN 978-89-493-0532-5 13510